Tasty Food
食在好吃

养生好粥
滋补全家

甘智荣 主编

江苏凤凰科学技术出版社
·南京·

图书在版编目（CIP）数据

养生好粥滋补全家 / 甘智荣主编 . — 南京 : 江苏
凤凰科学技术出版社 , 2015.10（2021.7 重印）
（食在好吃系列）
ISBN 978-7-5537-4252-6

Ⅰ . ①养… Ⅱ . ①甘… Ⅲ . ①粥 – 食物养生 – 食谱
Ⅳ . ① R247.1 ② TS972.137

中国版本图书馆 CIP 数据核字 (2015) 第 049198 号

食在好吃系列
养生好粥滋补全家

主　　　编	甘智荣	
责 任 编 辑	樊　明　　葛　昀	
责 任 监 制	方　晨	

出 版 发 行	江苏凤凰科学技术出版社
出版社地址	南京市湖南路 1 号 A 楼，邮编：210009
出版社网址	http://www.pspress.cn
印　　　刷	天津丰富彩艺印刷有限公司

开　　　本	718 mm × 1 000 mm　1/16
印　　　张	10
插　　　页	4
字　　　数	250 000
版　　　次	2015 年 10 月第 1 版
印　　　次	2021 年 7 月第 3 次印刷

标 准 书 号	ISBN 978-7-5537-4252-6
定　　　价	29.80 元

图书如有印装质量问题，可随时向我社印务部调换。

前言 Preface

粥在我国的食用历史已有三千年，古人称粥为"神仙粥"，为世间第一补人之物，这足以说明粥在人们饮食生活中的重要性。在现代生活中，粥不再被人们当成简单地填饱肚子的食物，智慧的人们已经创造出了各式各样的粥用来养生或食疗，效果非常显著，一碗好粥可以轻松滋补全家人。

我国最早记载的养生粥方，是来自于长沙马王堆汉墓出土的十四种医学方剂书。书中记载有服青粱米粥治疗蛇咬伤，用加热石块煮米汁内服治疗肛门痒痛等方。汉代医圣张仲景善用米与药同煮作为药方，开创了使用粥食疗之先驱。此后的医家如孙思邈、陈直、忽思慧、邹铉等在探索食粥疗法、收集粥方等方面做出了卓越贡献，为后世留下了宝贵财富，使得人们对养生粥的益处有了更加广泛深入的了解。

如今，随着人们对自身养生的重视，粥也越来越受人们的喜欢，粥屋粥店更是随处可见，然而在外就餐总不比在家自己动手，抓一把白米，给老婆配上几枚红枣，益气养血；给老公配上几克枸杞子，养肝明目；给妈妈配上几片百合，宁神养心；给爸爸配上几块山药，延年益寿；给孩子配上些许核桃，益智补脑；再兑入清汤或净水，细火慢熬，全家人的健康都在一碗养生粥中得到调养。

本书按照粥的养生功效、对应人群、调养部位等分为四章，从介绍养生粥的历史起源入手，详细讲述了养生粥的制作窍门、药材挑选以及烹饪过程，部分食谱还介绍了养生粥的食疗功效，并配以高清美图，不管你有没有烹饪基础，凭着一颗感恩的心，默记好这几句口诀：若要不失眠，煮粥加白莲；要得皮肤好，粳米煮红枣；要得肝功好，枸杞子煮粥妙；心虚气不足，粥加桂圆肉；夏令防中暑，粥同荷叶煮；欲得水肿消，赤豆煮粥好……轻松学会对症选用适合自己和家人食用的养生粥，掌握制作养生粥的方法，就可将养生粥端上自己家的餐桌，轻松解决家人和自身的健康问题。

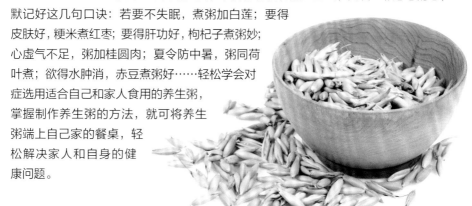

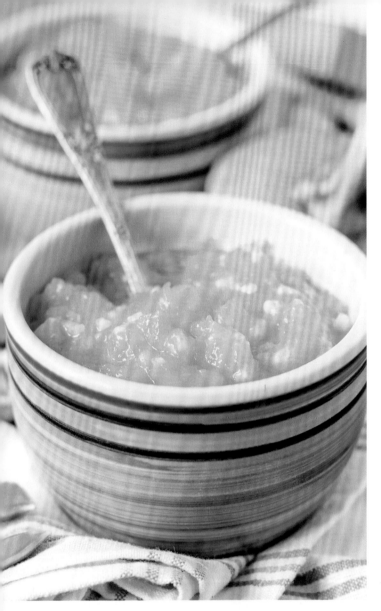

目录 Contents

保养防病尽在一碗养生粥

PART 1
养生保健篇

PART 2
防病祛病篇

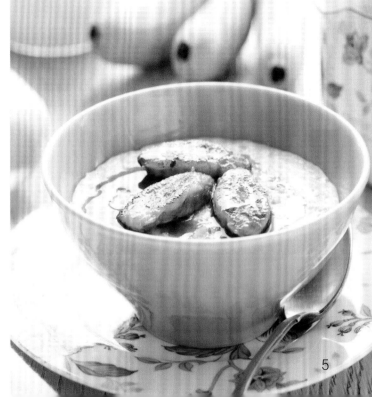

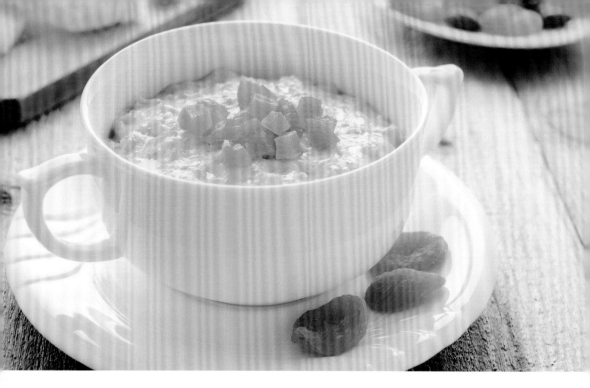

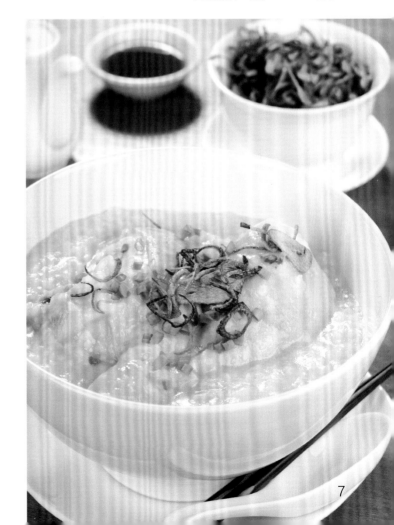

PART 4
五脏调养篇

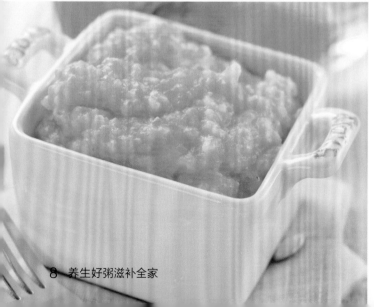

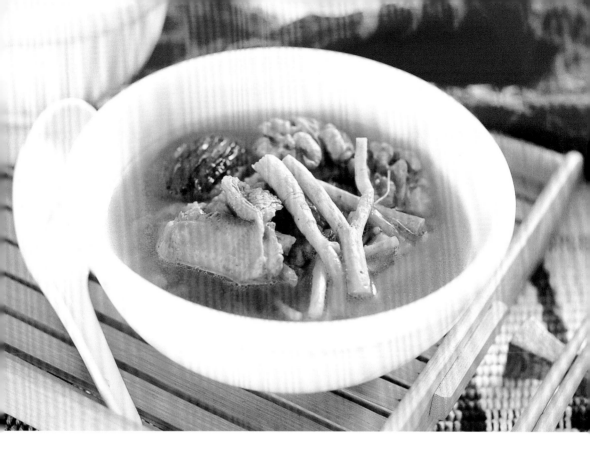

保养防病尽在一碗养生粥

养生粥的起源

　　所谓养生粥，即以药入粥中，食用治疗病症。《史记·扁鹊仓公列传》中有对养生粥的记载："臣意即以火齐粥且饮，六日气下；即令更服丸药，出入六日，病已。"我国最早记载的食用养生粥方，是来自于长沙马王堆汉墓出土的十四种医学方剂书中。书中记载有服食青粱米粥治疗蛇咬伤，用加热石块煮米汁内服治疗肛门痒痛等方。

养生粥的发展演变

　　我国对食粥疗法记载的书籍可以追溯到春秋战国时期。汉代医圣张仲景善用米与药同煮作为药方，开了使用养生粥之先河，在其著作《伤寒杂病论》中有记载。唐代药王孙思邈收集了众多民间养生粥方，编著在其《千金方》

和《千金翼方》两部书中。到了宋代养生粥有了更大的发展。如官方编撰的《太平圣惠方》中收集的养生粥方共 129 个。《圣济总录》是宋代医学巨著之一，收集养生粥方 113 个，并且还对养生粥的类别进行了详细的介绍。宋朝陈直的《养老奉亲书》一书，开了老年医学的先河。元朝宫廷饮膳太医忽思慧编著的《饮膳正要》一书，记载了众多保健防治养生粥方。"脾胃论"创始人李东垣在他的《食物本草》卷五中，专门介绍了 28 个最常用的养生粥方。明代大药学家李时珍的《本草纲目》一书，记载养生粥方 62 个。周定王朱橚等编撰的《普济方》是明初以前记载养生粥最多的一本书。明初开国元勋刘伯温的《多能鄙事》、万历进士王象晋的《二如亭群芳谱》均记载了不同种类的养生粥方。食粥养病在明朝已得到了普遍发展。清代，食粥疗法又得到了进一步发展。

费伯雄在其《食鉴本草》一书中按风、寒、暑、湿、燥、火、气、血、阴、阳、痰等项将其进行分类。直至近代，食粥疗法虽未能广泛应用于临床，但随着药膳制作的不断提高和发展，人们对养生粥的益处也有了更加广泛深入的了解。养生粥作为目前最佳的养生保健方法，正在为人类的健康发挥着巨大的作用。

养生粥的保健功效

粥，俗称稀饭，是人们日常生活中再熟悉不过的饮食之一。养生粥，就是中药和米共同煮成的粥。各种养生粥均以粮食为主要原料，粮食是人类饮食的主要成分，为人体提供维持生命和进行生理活动的营养物质。古人之所以对粥如此偏爱，是因为粥可以保健养生。自古以来一直推崇食药同源，食物也是药物，有些药物也可提供食用，寓治疗于饮食之中，即食亦养、养亦治，这是中医学的一大特点。食粥疗法在我国有悠久的历史，早在数千年前的《周书》中就有"黄帝煮谷为粥"的记载。养生粥之所以能起到养生和辅疗作用，是因为粥一般是以五谷杂粮为原料，净水熬制而成，谷类含有人体必需的蛋白质、脂肪、糖类和多种维生素及矿物盐等营养物质，经小火熬制之后，质地糜烂稀软，甘淡适口，容易消化吸收。在粥中加入一些药物称养生粥，则养生保健作用更强，效果更明显。养生粥的作用大致有以下几点：

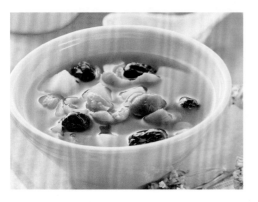

1. 增强体质，预防疾病

养生粥是在中医药理论基础上发展的以中医学的阴阳五行、脏腑经络、辨证施治的理论为基础，按照中医处方的原则和药物、食物的性能进行选配而组合成方的。俗话说："脾胃不和，百病由生。"脾胃功能的强盛与否，与人体的健康状况密切相关。养生粥中的主要成分大米、糯米、粟米等，本来就是上好的健脾益胃佳品，再与黄芪、人参、枸杞子、山药、桂圆、芝麻、核桃等共同熬成粥，其增强体质的效果可想而知。药粥通过调理脾胃，改善人体消化功能，对于增强体质、扶助正气具有重要作用。以药粥预防疾病，民间早有实践，如胡萝卜粥可以预防高血压，薏米粥可以预防癌症、泄泻。

2. 养生保健，延缓衰老

养生粥是药物疗法、食物疗法与营养疗法相结合的疗法，具有药物与米谷的双重功效。关于养生粥的养生保健作用，宋代著名诗人陆游曾作诗曰："世人个个学长年，不悟长年在目前。我得宛丘平易法，只将食粥致神仙。"的确，很多中药都有延年益寿、延缓衰老的功效，如人参、枸杞子、核桃仁等，熬成养生粥，经常服用，可以延缓衰老。

3. 辅助治疗

一般情况下，养生粥被作为病后调养的辅助治疗方法。如在急性黄疸性肝炎的治疗过程中，可以配合使用茵陈粥；在急性尿路感染的治疗过程中，可以配合使用车前子粥；在神经衰弱的治疗过程中，可以配合使用酸枣仁粥等。养生粥适合身体虚弱、需要补养的大病初愈患者或产后女性。慢性久病患者，由于抗病能力低下，往往不能快速痊愈，长期采用中西药物治疗，不仅服用麻烦，而且有些药物还有不良反应。根据病情的不同加入不同的中药熬粥食用，既能健脾胃，又能辅助治疗疾病。

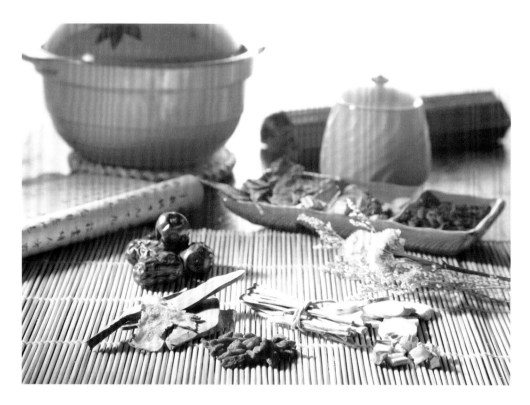

养生粥与普通粥的区别

普通粥只是将单一的食材，例如小米、大米等粮食煮成黏稠的食物，以用来充饥。而养生粥则是选用药材，与粮食同煮为食物。不仅可用于充饥，还可辅助治疗病症，有调理和保健的功效。

煮出美味粥的窍门

养生粥的制作历来都很有讲究，如原料、水、火候、容器、药物、煮粥方法的选择等。

1.选料

各种食物的合理搭配对人体健康有着十分重要的意义，"五谷为养，五果为助，五畜为益，五菜为充"，养生粥的基本原料一般都采用粮食作为主料，供煮粥的食物主要是米谷类：大米、糯米、粟米、小麦、大麦、荞麦、玉米。还有豆类，如黄豆、黑豆、绿豆、蚕豆等，肉类有羊肉、羊腰、虾等。这些食物都有不同的属性和作用，同米配伍的药物，则根据不同的

对象和症情，辨证选用。因此，应辨证、辨病地进行食物的选用，同时注意食物与药物之间的配伍禁忌。

2.择水

水以富含矿物质的泉水为佳，越纯净甘美越好。煮制养生粥时应掌握好用水。如果加水太多，会延长煎煮时间，使一些不易久煎的药物失效。若煎汁太多，患者也难以按要求全部喝完。加水太少，则药物有效的成分不易煎出，粥米也不容易煮烂。用水的多少应根据药物的种类和米谷的多少来确定。

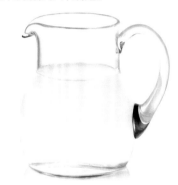

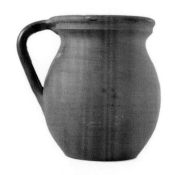

3.容器的选择

能够供煮粥的容器很多，如砂锅、搪瓷锅、铁锅等。中医传统习惯是选用砂锅，因为砂锅煎熬可以使养生粥中的中药成分充分熬制出，避免因用金属锅煎熬引起一些不良化学反应。所以，用砂锅煎煮最为合适，如无砂锅也可用搪瓷容器代替。新砂锅要用米汤水浸煮后再使用，防止煮粥时有外渗现象，刚煮好后的热粥锅，不能放置冰冷处，以免砂锅破裂。

4.掌握好火候

一般情况下，先用大火将水烧开，然后下米，再用小火煲透，整个过程要一气呵成，中途不可间断或加水等。现在煮粥的方式越来越多，家庭中高压锅、电饭煲甚至微波炉都能承担煮粥任务；煮粥的方法有煮和焖。煮就是先用大火煮至滚开，再改用小火将粥汤慢慢煮至浓稠。焖是指用大火加热至滚沸后，倒入有盖的容器内，盖紧盖，焖约2个小时。

5.选择药物

养生粥中所施的中药，应按中医的传统要求，进行合理的加工制作。同时还要注意药物与药物之间、药物与食物之间的配伍禁忌，使它们之间的作用相互补充，协调一致，不至于出现差错或影响药效。药物的配伍禁忌一般参照"十八反""十九畏"，另外还应特别注意有些剧毒药物不宜内服。

煮养生粥的步骤

煮养生粥用的药一般多为植物，根据药物的特性可分为以下几种煮法：

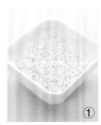 ① 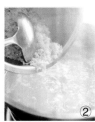 ② 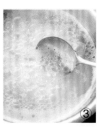 ③ 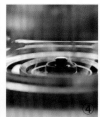 ④ 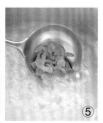 ⑤

❶ 药物与米一起煮，即将药物直接和米谷同煮。既是食物，又是药物的中药，如红枣、山药、绿豆、核桃仁、薏米、鸭肉等。

❷ 药末和米同煮法，为了方便烹制和食用，先将药物研为细末，再和米同煮。如茯苓、贝母、山药、人参等研为细末。

❸ 原汁入煮法。以食物原汁如牛奶、鸡汁、酸奶与米同煮，或等粥将熟时加入。

❹ 药汁合水熬粥法。先将所选中药煎后去渣，再以药液与米谷、清水适量一起熬粥，这种方法较常用。如安神宁心的酸枣仁粥，补肝肾、益精血的何首乌粥。

❺ 中药煎取浓汁后去渣，再与米谷同煮粥食。如黄芪粥、麦冬粥、菟丝子粥、荆芥粥、防风粥、附子粥、泽泻粥等。

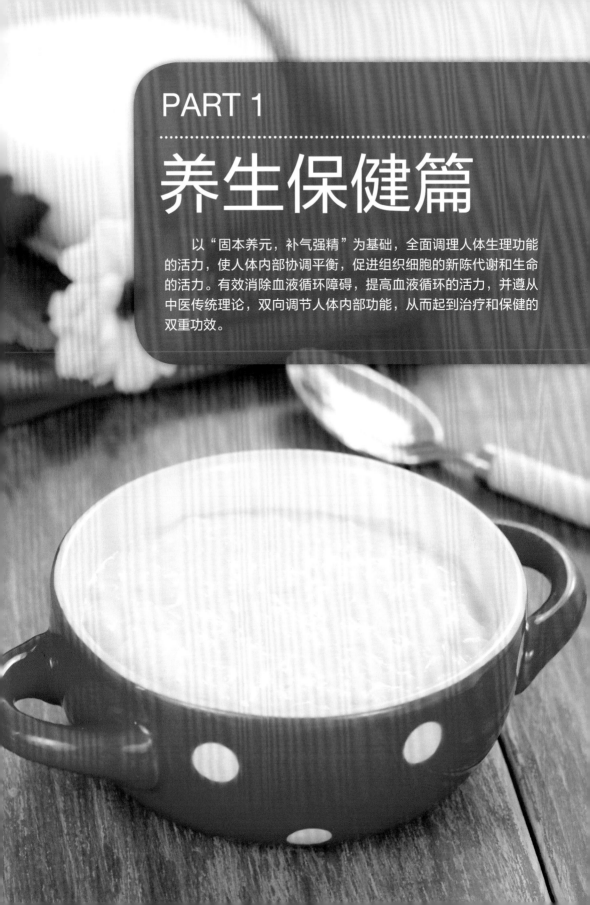

PART 1

养生保健篇

　　以"固本养元，补气强精"为基础，全面调理人体生理功能的活力，使人体内部协调平衡，促进组织细胞的新陈代谢和生命的活力。有效消除血液循环障碍，提高血液循环的活力，并遵从中医传统理论，双向调节人体内部功能，从而起到治疗和保健的双重功效。

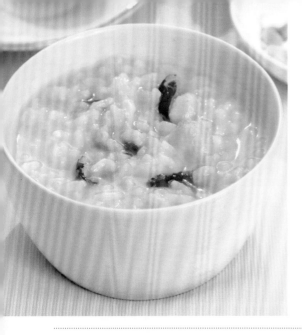

桂圆莲子糯米粥

原料

糯米	100 克
白糖	5 克
桂圆肉	10 克
莲子	10 克
红枣	10 克

做法

❶ 糯米、莲子洗净，放入水中浸泡1个小时；桂圆肉、红枣洗净，再将红枣去核备用。

❷ 锅置火上，入糯米、莲子煮至将熟，入桂圆肉、红枣煮至酥烂，加白糖调匀即可。

山药枣荔粥

原料

山药	30 克
荔枝	30 克

红枣、大米、冰糖、葱花各适量

做法

❶ 大米淘净；荔枝去壳洗净；山药去皮洗净，切块，余水；红枣洗净，去核备用。

❷ 锅置火上，入水，放入大米煮至八成熟。

❸ 放入荔枝、山药、红枣共煮至米烂，放入冰糖熬融后调匀，撒上葱花即可。

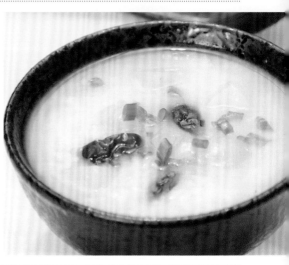

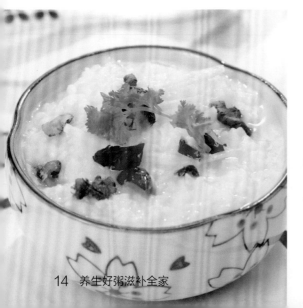

核桃姜丝粥

原料

核桃仁	15 克
姜	5 克

红枣、糯米、盐、姜汁各适量

做法

❶ 糯米泡发，洗净；姜去皮，洗净切丝；红枣洗净，去核，切片；核桃仁洗净。

❷ 锅置火上，倒入清水，放入糯米，大火煮开，再淋入姜汁，加入核桃仁、姜、红枣同煮至浓稠，调入盐拌匀即可。

麻仁葡萄粥

原料

麻仁·····················10 克

葡萄干·····················20 克

青菜、大米、盐各适量

做法

❶ 大米淘洗干净，用清水浸泡半个小时；青菜择洗干净，切丝。

❷ 砂锅置火上，入水适量，下入大米，大火煮沸后转小火熬煮至粥八成熟，加入麻仁、葡萄干同煮至米开花，放入青菜煮至浓稠状，加盐即可。

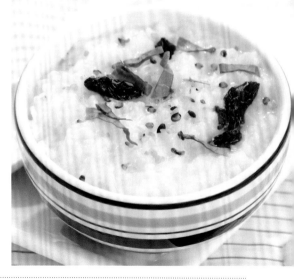

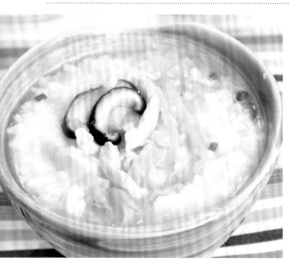

香菇鸡肉包菜粥

原料

大米·····················80 克

鸡脯肉·····················150 克

包菜、香菇、盐、葱花各适量

做法

❶ 香菇泡发洗净切块；大米洗净后泡水半个小时；鸡脯肉洗净切块；包菜洗净切碎。

❷ 待大米放入锅中，加适量水，大火煮开，加入鸡脯肉、香菇、包菜同煮。

❸ 粥呈浓稠状时，调入盐，撒上葱花。

绿茶乌梅粥

原料

绿茶·····················5 克

乌梅肉·····················5 克

大米、青菜、姜、红糖各适量

做法

❶ 大米泡发洗净；姜去皮，洗净切丝，与绿茶同入水煮，取汁；青菜洗净切碎。

❷ 锅置火上，加入清水，倒入姜汁茶，放入大米，大火煮开。

❸ 加入乌梅肉同煮至浓稠，放入青菜煮片刻，调入红糖拌匀。

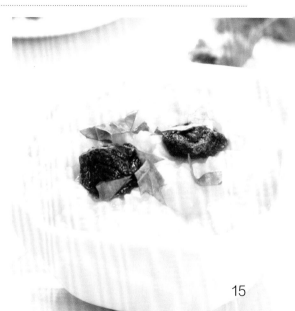

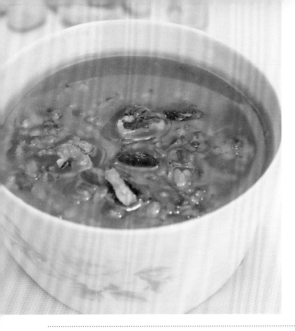

核桃仁红米粥

原料

核桃仁·················30 克

红米·················80 克

枸杞子·················8 克

白糖·················10 克

做法

❶ 红米淘净，置冷水中泡发后捞出沥干水分；核桃仁洗净；枸杞子洗净，备用。

❷ 锅上火，入清水、红米，煮至米粒开花。

❸ 加入核桃仁、枸杞子同煮至浓稠状，调入白糖拌匀即可。

猪肝粥

原料

大米·················100 克

猪肝·················50 克

盐、料酒、葱花、姜末各适量

做法

❶ 猪肝洗净，切片，用料酒腌渍；大米淘净，泡好。

❷ 锅中注水，入大米，大火烧沸，入姜末，转中火熬至米粒开花后，放入猪肝，小火熬粥至浓稠，加盐调味，撒上葱花即可。

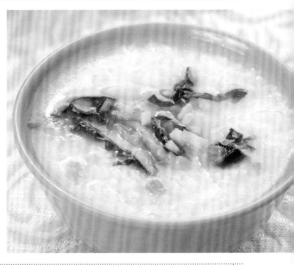

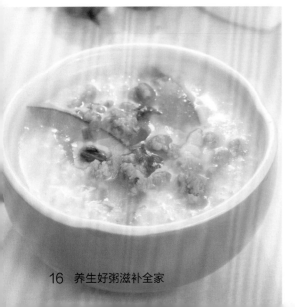

瘦肉猪肝粥

原料

猪肝·················25 克

猪瘦肉·················25 克

大米、青菜、葱花、料酒、盐各适量

做法

❶ 猪瘦肉、青菜洗净，切碎；猪肝洗净，切片；大米淘净，泡好。

❷ 锅中注水，下入大米，开大火煮至米粒开花，改中火，下入猪瘦肉熬煮。

❸ 转小火，下入猪肝、青菜，烹入料酒，熬煮成粥，加盐调味，撒上葱花即可。

木瓜芝麻粥

原料

木瓜·····················20 克

大米·····················80 克

熟芝麻、盐、葱各适量

做法

❶ 大米淘净；木瓜洗净切成小块；葱洗净切葱花。

❷ 锅置火上，注入水，加入大米，煮至熟后，加入木瓜同煮。

❸ 用小火煮至粥黏稠时，调入盐入味，撒上葱花、熟芝麻即可。

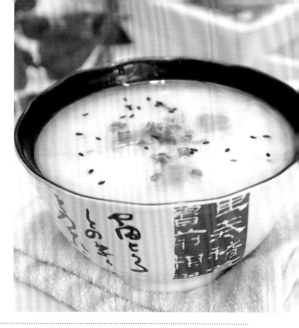

芝麻花生杏仁粥

原料

黑芝麻·····················10 克

花生仁·····················30 克

南杏仁、大米、白糖、葱各适量

做法

❶ 大米、黑芝麻、花生仁、南杏仁均洗净；葱洗净切花。

❷ 锅上火，入水、大米、花生仁、南杏仁一同煮开，入黑芝麻同煮至浓稠状，调入白糖拌匀，撒上葱花即可。

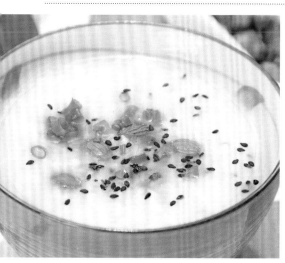

芝麻牛奶粥

原料

大米·····················80 克

白糖·····················3 克

熟黑芝麻·················5 克

牛奶·····················200 毫升

做法

❶ 大米泡发洗净。

❷ 锅置火上，倒入清水，放入大米，大火煮沸后转小火煮至米粒开花。

❸ 注入牛奶，加入熟黑芝麻同煮至浓稠状，调入白糖拌匀即可。

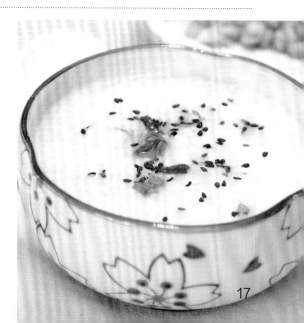

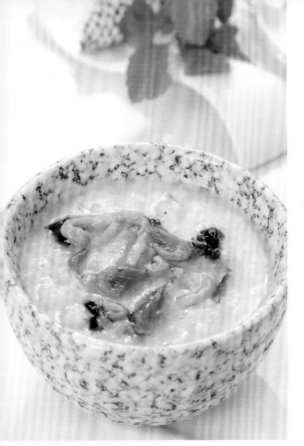

白菜紫菜猪肉粥

原料

猪肉·····················50 克
大米·····················100 克
紫菜·····················10 克
白菜心···················20 克
虾米·····················10 克
盐·······················3 克

做法

❶ 猪肉洗净切丝；白菜心洗净切丝；紫菜泡发洗净；虾米洗净；大米淘洗干净泡好。

❷ 锅置火上，入水适量，下入大米大火煮沸后改中火，放入猪肉、虾米，煮至虾米变红后改小火，放入白菜心、紫菜慢熬成粥，调入盐即可。

养生粥功效

　　白菜有润肠、促进排毒的功效，与紫菜、猪肉合熬粥，可补虚强身、滋阴润燥。

猪肉玉米粥

原料

玉米·····················50 克
猪肉·····················100 克
大米·····················50 克
枸杞子、盐、味精、葱各适量

做法

❶ 玉米拣尽杂质，用清水浸泡；猪肉洗净，切丝；枸杞子洗净；大米淘净，泡好；葱洗净，切花。

❷ 锅中注水，下入大米和玉米煮开，改中火，放入猪肉、枸杞子，煮至猪肉变熟。

❸ 小火将粥熬至浓稠，调入盐、味精，撒上葱花即可盛碗食用。

养生粥功效

　　玉米有健脾益胃、通便等功效，还能美肤护肤，延缓人体衰老。

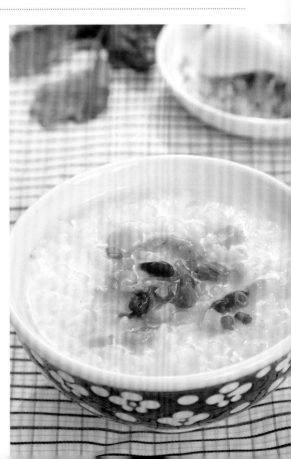

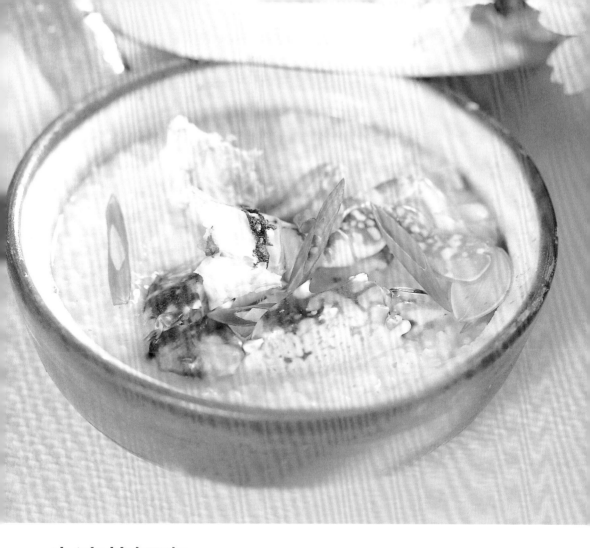

生滚花蟹粥

原料

花蟹⋯⋯⋯⋯⋯⋯⋯⋯ 1 只
大米⋯⋯⋯⋯⋯⋯⋯⋯ 50 克
葱⋯⋯⋯⋯⋯⋯⋯⋯⋯ 5 克
姜⋯⋯⋯⋯⋯⋯⋯⋯⋯ 5 克
盐⋯⋯⋯⋯⋯⋯⋯⋯⋯ 3 克
胡椒粉⋯⋯⋯⋯⋯⋯⋯ 3 克
料酒⋯⋯⋯⋯⋯⋯⋯ 8 毫升

做法

❶ 花蟹宰杀，洗净斩件，用盐、料酒稍腌；大米淘洗干净泡发；葱切花；姜切丝。

❷ 锅中注水烧开，放入大米煮至软烂，加入蟹件、姜丝煮开，调入盐、胡椒粉煮至入味，撒上葱花。

养生粥功效

　　螃蟹与姜合煮成粥有补骨填髓、养筋活血、延年益寿的功效。

大米：补中益气、健脾养胃

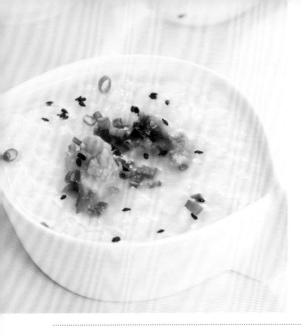

猪骨芝麻粥

原料

大米·····················80克

猪骨·····················150克

熟芝麻····················10克

醋、盐、味精、葱花各适量

做法

❶ 大米淘净；猪骨洗净，剁成块，入沸水中氽烫去除血水后，捞出。

❷ 锅入水，下猪骨和大米，煮沸，滴入醋，中火熬至米粒开花，转小火熬至粥浓稠，加盐、味精调味，撒熟芝麻、葱花即可。

南瓜银耳粥

原料

南瓜·····················20克

银耳·····················40克

大米、白糖、葱花各适量

做法

❶ 大米淘洗干净；南瓜去皮洗净切小块；银耳泡发洗净，撕成小朵。

❷ 锅置火上，注入清水，放入大米、南瓜煮至米粒绽开后，再放入银耳，用小火熬煮成粥时，调入白糖，撒上葱花即可。

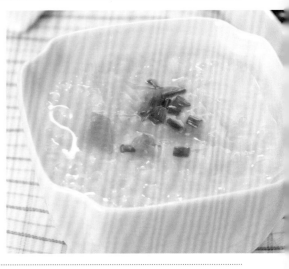

芋头芝麻粥

原料

大米·····················60克

芋头·····················20克

黑芝麻、玉米糁、白糖各适量

做法

❶ 大米淘洗干净，泡发半个小时后，捞起沥干水分；芋头去皮洗净，切成小块。

❷ 锅置火上入水适量，放入大米、玉米糁、芋头用大火煮至熟后，再放入黑芝麻，改用小火煮至粥成，调入白糖即可食用。

燕麦枸杞子粥

原料

燕麦片……………………50 克
枸杞子…………………… 10 克
大米、白糖各适量

做法

❶ 枸杞子、燕麦片泡发后，洗净；大米淘洗
   干净，用清水浸泡半个小时。

❷ 燕麦片、大米、枸杞子入锅加水适量，大
   火煮沸后转小火煮至成粥，调入白糖煮至
   糖溶化即可。

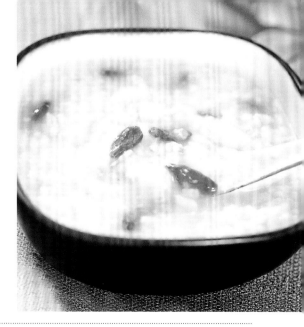

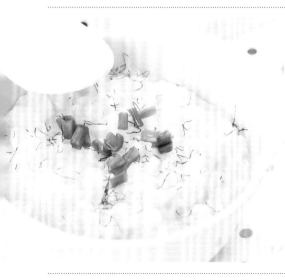

玉米须荷叶粥

原料

玉米须…………………… 10 克
鲜荷叶…………………… 10 克
大米……………………… 80 克
葱花、盐各适量

做法

❶ 荷叶洗净，入砂锅中，入水适量，大火煮
   沸后转小火煎煮15分钟，去渣留汁备用。

❷ 大米煮至浓稠时加入荷叶汁、玉米须同煮
   片刻，调入盐拌匀，撒上葱花。

莱菔子粥

原料

大米………………… 100 克
莱菔子………………… 5 克
陈皮…………………… 5 克
白糖………………… 10 克

做法

❶ 陈皮切成小块；大米淘洗干净，放入砂锅
   中加水浸泡半个小时，捞出备用。

❷ 砂锅置火上，放入大米、水适量，大火煮
   沸后转小火煮至米粒开花，放入莱菔子、
   陈皮，粥煮成后调入白糖即可。

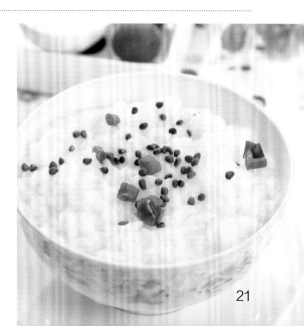

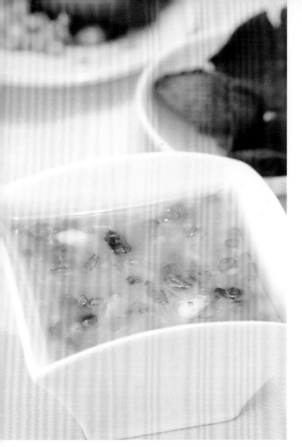

绿豆莲子百合粥

原料

绿豆··················40 克
大米··················50 克
莲子·················· 10 克
百合·················· 10 克
红枣、白糖、葱各适量

做法

❶ 大米、绿豆均泡发洗净；莲子去心洗净；红枣、百合均洗净切片；葱洗净切葱花。

❷ 锅置火上，倒入清水，放入大米、绿豆、莲子一同煮开。

❸ 加入红枣、百合同煮至浓稠状，调入白糖，撒上葱花。

养生粥功效

几味合熬为粥，有清热解毒、排毒瘦身的功效。素体虚寒者不宜多食。

胡萝卜山药粥

原料

胡萝卜··················20 克
山药··················30 克
大米·················· 100 克
盐、味精各适量

做法

❶ 将大米淘洗干净泡发；胡萝卜、山药均去皮洗净，切块。

❷ 锅置火上，入水适量，下入大米大火煮至米粒开花，加入山药、胡萝卜，改小火煮至粥成，加盐、味精调味即可。

养生粥功效

胡萝卜含较多营养物质，对人体有保健作用，可治消化不良、久痢、咳嗽、眼疾。山药具有健脾益胃、补肺补肾的功效，对脾胃虚弱、肺气虚燥等症有辅助食疗作用。

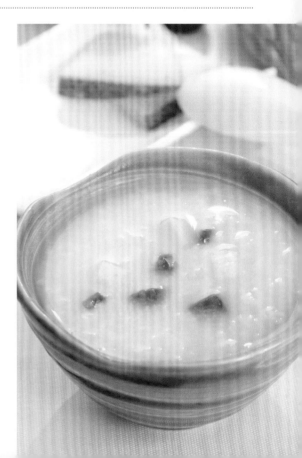

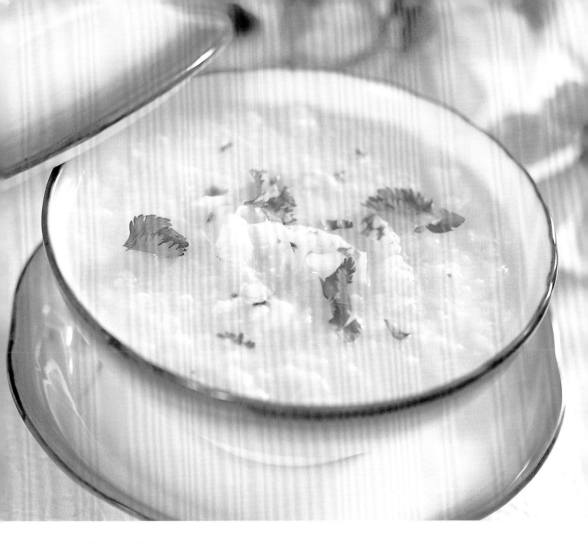

蟹肉香菜粥

原料

螃蟹……………… 150 克

香米……………… 500 克

鸡蛋……………… 1 个

香菜……………… 15 克

姜汁……………… 15 毫升

葱汁……………… 18 毫升

盐………………… 3 克

白胡椒粉………… 6 克

香油……………… 15 毫升

做法

❶ 取香米洗净，放入锅中，加水熬煮成粥；螃蟹蒸熟取肉。

❷ 将蟹肉、鸡蛋放入锅中，加入香菜、姜汁、葱汁、盐、白胡椒粉，煮开淋上香油即可食用。

养生粥功效

　　螃蟹的可食部分中 75% 为人体所需的优质蛋白质，具有清热散结、通脉滋阴、补肝肾、生精髓、壮筋骨之功效。

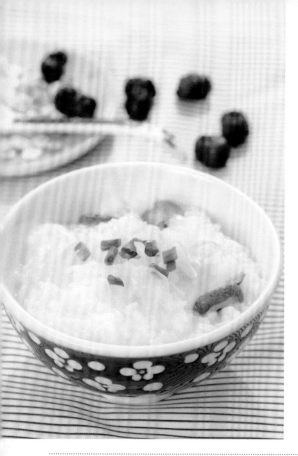

银耳山楂粥

原料

银耳······················30 克
山楂······················20 克
大米······················80 克
白糖······················ 3 克
葱花······················ 5 克

做法

❶ 大米淘洗干净备用；银耳泡发洗净切碎；
山楂洗净切片。

❷ 锅置火上，入大米、清水煮至米粒开花。

❸ 放入银耳、山楂同煮片刻，待粥至浓稠状
时，调入白糖和葱花。

养生粥功效

银耳、山楂与大米共熬为粥，有滋阴补血、
降脂减肥之效。

山药黑芝麻粥

原料

大米······················60 克
山药······················30 克
黑芝麻·····················10 克
绿豆芽·····················10 克
枸杞子、冰糖、牛奶各适量

做法

❶ 大米洗净，用水浸泡半个小时；山药去皮
洗净，切小块；黑芝麻、绿豆芽、枸杞子
洗净备用。

❷ 山药、黑芝麻、绿豆芽与大米一同煮粥，
加入冰糖、枸杞子、牛奶煮沸即可。

养生粥功效

山药有提高免疫力、预防高血压、降低胆
固醇、利尿的功效。芝麻富含蛋白质、铁、钙、
磷、芝麻酚等，其有补肝益肾、强身的作用，
并有润燥滑肠、通乳的作用。

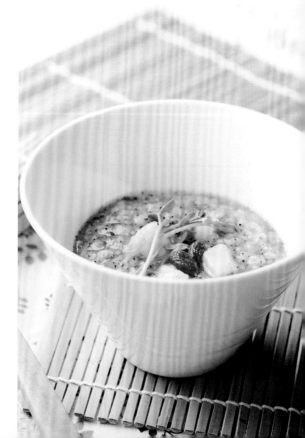

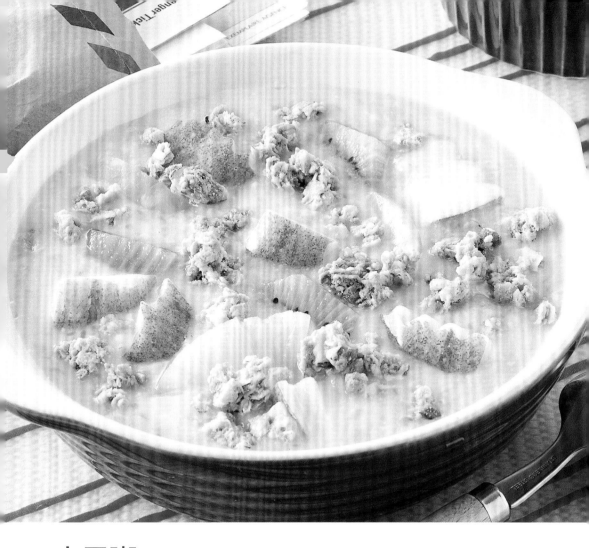

水果粥

原料

燕麦片·····················30 克
苹果·····················50 克
猕猴桃·····················50 克
菠萝·····················50 克
麦片·····················1 包
白糖·····················3 克

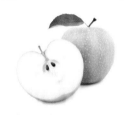

苹果： 生津止渴、润肺除烦

做法

❶ 苹果、猕猴桃、菠萝分别去皮洗净切块。

❷ 锅中注入适量清水，加入苹果、猕猴桃、菠萝、燕麦片、麦片，粥煮至将熟时加入白糖，稍煮即可。

养生粥功效

　　燕麦有护肝、通便、降低胆固醇、缓解压力的作用，对脂肪肝、糖尿病、便秘等也有辅助疗效。其与苹果、猕猴桃、菠萝合熬为粥，不仅有减肥美容的功效，还有助消化的功效。

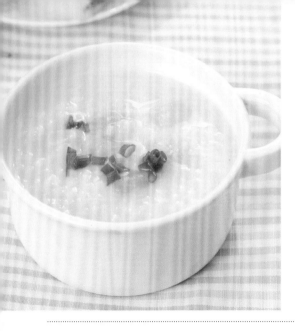

冬瓜白果高汤粥

原料

冬瓜·····················25 克
白果·····················20 克
大米······················ 100 克
姜末、葱、盐、高汤各适量

做法

❶ 白果去壳、皮，洗净；冬瓜去皮洗净浸泡；葱洗净切花。

❷ 锅置火上入水、大米、白果煮至米粒开花，放入冬瓜、姜末，倒入高汤，改用小火煮至粥成，调入盐，撒上葱花即可。

五色冰糖粥

原料

玉米粒·····················20 克
大米······················80 克
香菇、青豆、冰糖、胡萝卜丁各适量

做法

❶ 大米洗净，浸泡；玉米粒、胡萝卜丁、青豆均洗净；香菇洗净后泡发，切小丁。

❷ 锅上火入水、大米、玉米粒，煮至米粒绽开，入香菇丁、青豆、胡萝卜丁，煮至粥成，调入冰糖稍煮即可。

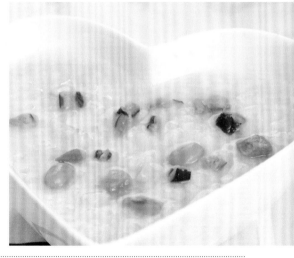

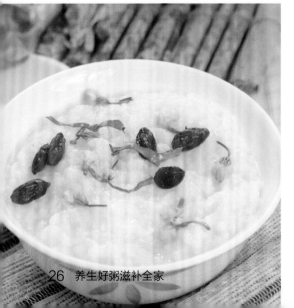

枸杞子茉莉花粥

原料

青菜·····················10 克
大米······················80 克
茉莉花、枸杞子、盐各适量

做法

❶ 大米洗净，用清水浸泡半个小时；茉莉花、枸杞子均洗净；青菜洗净，切丝。

❷ 砂锅置火上，入水适量，下入大米，大火煮沸后转小火熬煮至粥八成熟。

❸ 加入枸杞子同煮片刻，再小火煮至浓稠状，撒上茉莉花、青菜丝，调入盐即可。

牛奶鸡蛋小米粥

原料

牛奶······················50 毫升

鸡蛋······················ 1 个

小米······················ 100 克

白糖······················10 克

葱花······················ 5 克

做法

❶ 小米洗净，浸泡片刻；鸡蛋煮熟后切碎。

❷ 锅置火上，放入水、小米，煮至八成熟。

❸ 倒入牛奶，煮至米烂，再放入鸡蛋，加白糖调匀，撒上葱花即可。

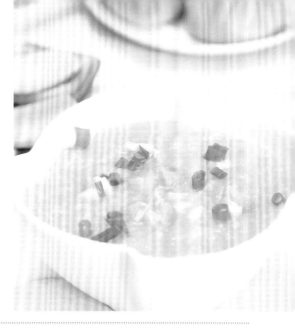

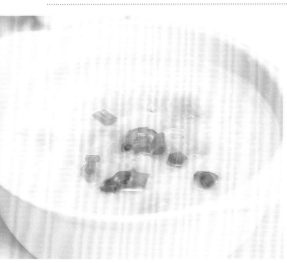

冬瓜鸡蛋粥

原料

冬瓜······················20 克

鸡蛋······················ 1 个

大米、盐、香油、葱花各适量

做法

❶ 大米洗净，浸泡；冬瓜去皮洗净，切块；鸡蛋煮熟取蛋黄，切碎。

❷ 锅上火，入水、大米煮至七成熟，入冬瓜，煮至米稠瓜熟，入蛋黄、盐、香油调匀，撒上葱花即可食用。

鸡蛋生菜粥

原料

鸡蛋······················ 1 个

玉米粒······················20 克

大米、鸡汤、生菜、香油、
盐、葱花各适量

做法

❶ 大米洗净，用清水浸泡；玉米粒洗净；生菜洗净，切丝；鸡蛋煮熟后切碎。

❷ 锅置火上，注入清水，放入大米、玉米粒煮至八成熟，倒入鸡汤稍煮，放入鸡蛋、生菜，加盐、香油调匀，撒上葱花即可。

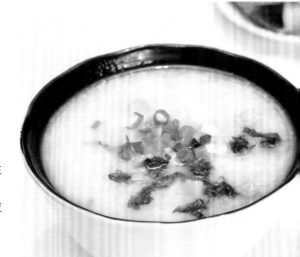

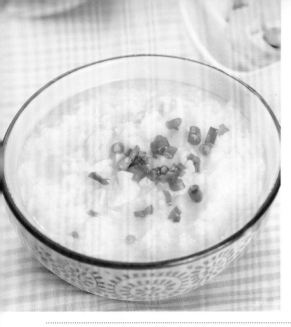

鸡丁玉米粥

原料

大米……………………80 克
母鸡肉……………… 200 克
玉米粒……………………50 克
盐、香油、料酒、葱花各适量

做法

❶ 母鸡肉洗净，切丁，用料酒腌好；大米、玉米粒洗净，泡好。

❷ 锅中入高汤，放入大米、玉米粒，大火烧沸，下入鸡肉，转中小火熬煮至出香味，调入盐，淋香油，撒入葱花即可。

薏米瘦肉冬瓜粥

原料

薏米……………………80 克
猪瘦肉…………………50 克
冬瓜、葱、盐、绍兴酒各适量

做法

❶ 薏米泡发洗净；冬瓜去皮洗净，切丁；猪瘦肉洗净切丝；葱洗净切花。

❷ 锅置火上，入水、薏米，煮沸至米粒开花，入冬瓜煮至浓稠状，入猪肉丝煮至熟后，调入盐、绍兴酒拌匀，撒上葱花即可。

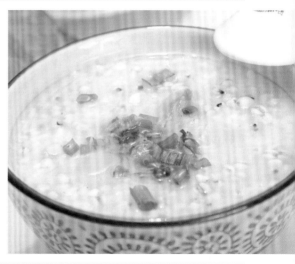

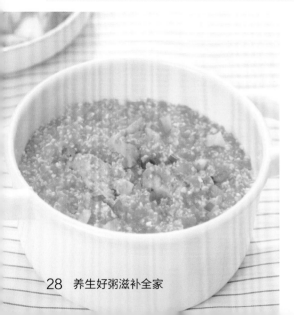

玉米鸡蛋猪肉粥

原料

玉米糁……………… 100 克
猪肉……………………50 克
鸡蛋………………… 1 个
盐、鸡精、葱花、料酒各适量

做法

❶ 猪肉切片，用料酒、盐腌渍片刻；玉米糁浸泡6个小时备用；鸡蛋打入碗中搅匀。

❷ 锅置火上，入水、玉米糁，大火煮沸后转小火熬成粥，下入猪肉，煮至熟烂，淋入蛋液，加盐、鸡精调味，撒上葱花即可。

香菇鸡翅粥

原料

香菇·····················15克

鸡翅·····················200克

大米、盐、葱花各适量

做法

❶ 香菇泡发洗净切块；大米淘洗干净后泡水半个小时；鸡翅洗净切块。

❷ 锅置火上，入水适量，放入大米，用大火煮沸后，转小火煮至五成熟，加入鸡翅、香菇同煮至鸡肉烂熟，粥呈浓稠状时，加入盐调味，撒上葱花稍煮片刻即可。

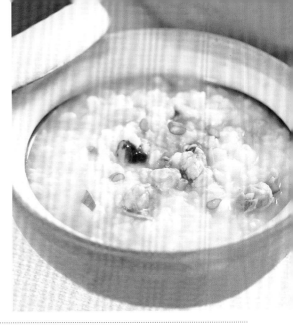

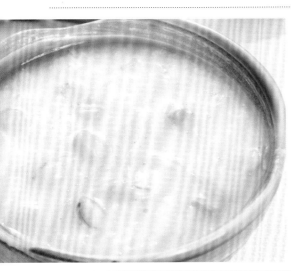

豆芽玉米粒粥

原料

黄豆芽·····················20克

玉米粒·····················20克

大米、盐、香油各适量

做法

❶ 玉米粒洗净；黄豆芽洗净，摘去根部；大米淘洗干净，泡发半个小时。

❷ 锅置火上，倒入清水，放入大米、玉米粒用大火煮至米粒开花，放入黄豆芽，改用小火煮至粥成，调入盐、香油搅匀即可。

人参枸杞子粥

原料

人参·····················5克

枸杞子·····················15克

大米·····················100克

冰糖、玉米粒各适量

做法

❶ 人参切块；枸杞子泡发洗净；大米泡发。

❷ 大米、玉米粒放入锅中，用大火煮沸转小火煮至米粒完全绽开后，放入人参、枸杞子熬制成粥，放入冰糖调味即可。

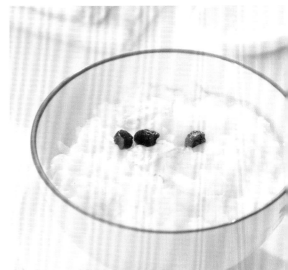

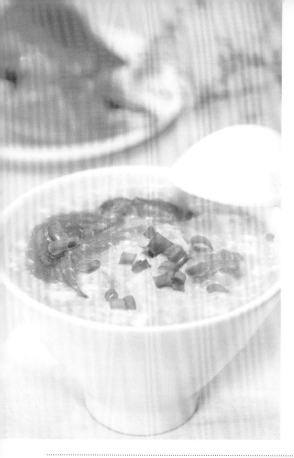

螃蟹豆腐粥

原料
螃蟹··················50 克
豆腐··················50 克
白米饭···············100 克
盐······················3 克
葱······················5 克

做法
❶ 螃蟹洗净后蒸熟，挑出蟹肉；豆腐洗净，沥干水分后研碎；葱洗净切葱花。

❷ 锅置火上，入水烧沸，入白米饭，煮至七成熟，入蟹肉、豆腐熬至粥将成，加盐调匀，撒上葱花即可。

养生粥功效
　　螃蟹含有丰富的蛋白质及微量元素，对身体有很好的滋补作用。其所含的维生素 A 非常丰富，与豆腐、大米合煮成粥，具有较好的养生功效。

百合粥

原料
百合··················40 克
红枣···················5 颗
大米·················100 克
冰糖··················10 克

做法
❶ 大米洗净，用清水浸泡1个小时；百合、红枣分别用温水泡开。

❷ 注水入锅，大火烧开，倒入大米熬煮，边煮边搅拌。米煮开后，加入百合、红枣同煮，待米再次煮开，加入适量的冰糖，待冰糖溶化后，将粥倒入碗中，即可食用。

养生粥功效
　　百合富含多种生物碱、蛋白质等营养物质，对于由体虚肺弱引起的肺结核等病症具有辅助治疗的作用。

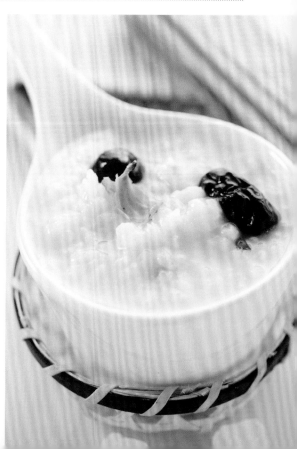

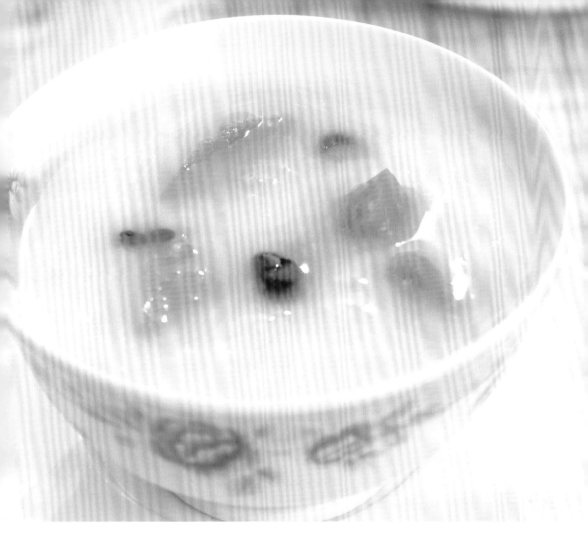

南瓜红豆粥

原料

红豆·····················50 克

南瓜·····················50 克

大米····················· 100 克

白糖····················· 6 克

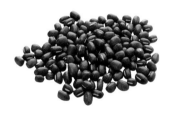

红豆： 健脾益胃、利尿消肿

做法

❶ 大米淘洗干净泡发；红豆泡发洗净；南瓜去皮洗净，切小块。

❷ 锅置火上，注入清水，放入大米、红豆、南瓜，用大火煮沸后转小火煮至粥成，调入白糖即可。

养生粥功效

红豆有补血利尿、健脾益肾、增强抵抗力等功效。南瓜有保护胃黏膜、助消化的功效。此粥香甜可口，能散寒，增强抵抗力。

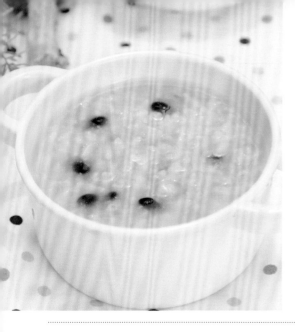

黑豆玉米粥

原料
大米·····················70 克
黑豆·····················70 克
玉米粒···················30 克
白糖······················ 3 克

做法
❶ 大米淘洗2次，泡发。
❷ 将黑豆、玉米粒淘净泡发放入锅中，与大米同煮粥，加入白糖煮沸即可。

黑米黑豆莲子粥

原料
糙米·····················40 克
燕麦·····················30 克
黑米、黑豆、红豆、莲子、
白糖各适量

做法
❶ 将糙米、燕麦、黑米、黑豆、红豆、莲子分别洗净之后泡发。
❷ 锅上火，入水，将以上原料入锅中煮成粥，入白糖调味，盛出稍凉后即可食用。

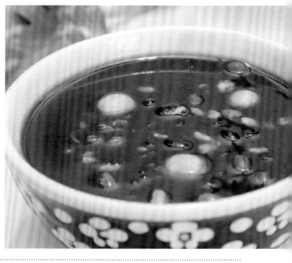

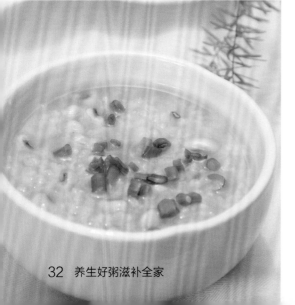

眉豆粥

原料
大米·····················80 克
眉豆·····················30 克
红糖·····················10 克
葱花······················ 5 克

做法
❶ 大米淘洗干净泡发，再放入锅中熬煮。
❷ 将眉豆放入锅中，与大米同煮成粥。
❸ 加入红糖、葱花，待其煮沸即可食用。

猪肝黄豆粥

原料
大米……………………80 克
猪肝……………… 100 克
黄豆……………… 100 克
姜丝、盐、鸡精各适量

做法
❶ 大米淘洗干净泡发，放入锅中熬煮。
❷ 将猪肝洗净、切块，与黄豆一起放入锅中，与大米同煮成粥，加入姜丝、盐、鸡精，待其煮沸即可食用。

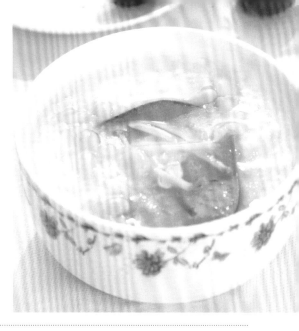

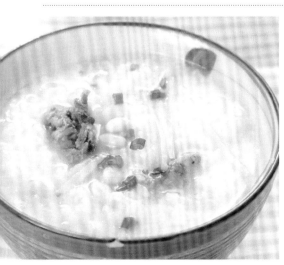

猪骨黄豆粥

原料
猪骨………………… 100 克
黄豆…………………30 克
大米………………… 100 克
盐、姜丝、生抽、葱花各适量

做法
❶ 大米淘洗干净泡发熬煮；猪骨洗净，用生抽腌好。
❷ 入黄豆、生抽、猪骨与大米同煮成粥。
❸ 加入盐、姜丝、葱花，煮沸即可。

猪肉香菇粥

原料
大米……………………80 克
猪肉……………… 100 克
香菇……………… 100 克
葱白、姜、盐、香油各适量

做法
❶ 大米淘洗干净，用水浸泡半个小时。
❷ 香菇、猪肉洗净切丁，与大米同入锅中，加水适量，大火煮沸后转小火熬煮成粥。
❸ 加葱白、姜、盐、香油，煮沸即可。

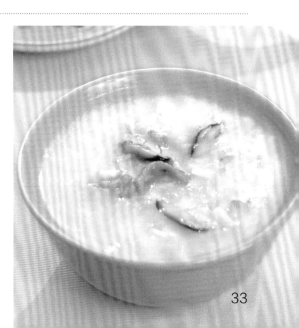

33

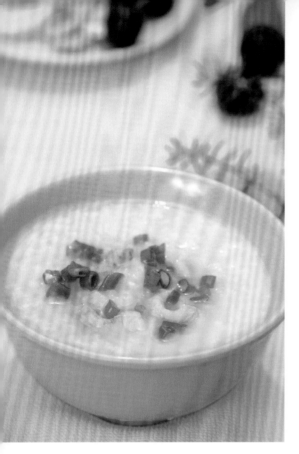

腰果糯米甜粥

原料

糯米····················80 克
腰果····················20 克
白糖···················· 3 克
葱花···················· 8 克

做法

❶ 糯米洗净泡发，用清水浸泡4个小时。

❷ 糯米与腰果一起放入锅中同煮成粥，加入白糖、葱花，待其煮沸后即可食用。

养生粥功效

　　腰果含有丰富的维生素 A，对保护血管、防治心血管疾病大有益处。腰果还富含油脂，可以润肠通便、润肤美容、延缓衰老。此粥适宜慢性肝炎、风湿性关节炎、尿结石患者食用。

莲子粥

原料

莲子····················50 克
枸杞子···················· 10 克
大米····················80 克
冰糖···················· 10 克

做法

❶ 大米洗净，用清水浸泡1个小时；莲子用温水泡开，去衣，去心；枸杞子用温水泡开，备用。

❷ 注水入锅，大火烧开，倒入大米、莲子同煮，边煮边搅拌。

❸ 待米煮开后，加入枸杞子转小火熬至米软粥稠，再加入适量的冰糖，待冰糖溶化后，倒入碗中，即可食用。

养生粥功效

　　此款莲子粥除具有安神、清心的功效外，还具有止咳、祛火的作用。

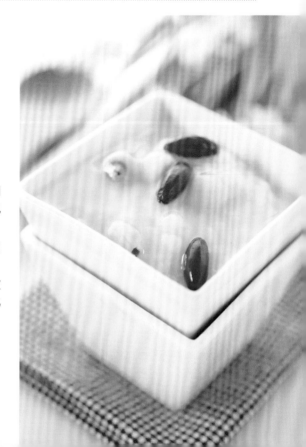

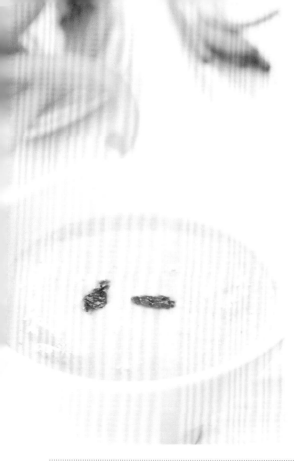

牛奶玉米粥

原料

玉米粉·····················80 克

牛奶·················· 120 毫升

枸杞子····················· 少许

白糖····················· 5 克

做法

❶ 枸杞子洗净备用。

❷ 锅置火上，倒入牛奶煮至沸后，缓缓倒入玉米粉，搅拌至半凝固。

❸ 放入枸杞子，用小火煮至粥呈浓稠状，调入白糖入味即可食用。

养生粥功效

　　此粥有开胃消食、调理中气之效。适宜胃痛、肠胃病患者食用。

陈皮粥

原料

陈皮·····················30 克

大米················· 100 克

冰糖················· 10 克

做法

❶ 大米洗净，用清水浸泡1个小时；陈皮洗净，用温水泡软，再切成细丝。

❷ 注水入锅，大火烧开，倒入大米和陈皮同煮，边煮边搅拌。

❸ 待米煮开，转小火继续慢熬至粥黏稠，再加入适量的冰糖调味，待冰糖溶化后，将粥倒入碗中，即可食用。

养生粥功效

　　陈皮具有理气开胃、燥湿化痰、健脾养胃的功效，因此陈皮粥尤其适合儿童食用。

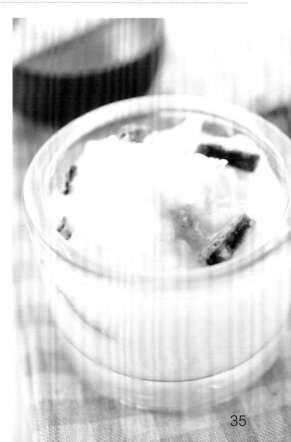

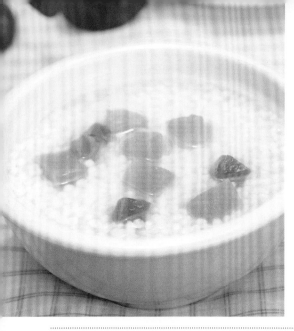

杨桃西米粥

原料

杨桃……………………30 克
胡萝卜……………………30 克
西米……………………70 克
白糖…………………… 4 克

做法

❶ 西米洗净泡发1个小时；杨桃、胡萝卜均洗净切丁。

❷ 锅置火上，倒入清水，放入西米煮开。

❸ 加入杨桃、胡萝卜同煮至浓稠状，调入白糖拌匀即可食用。

虾仁干贝粥

原料

大米…………………… 100 克
虾仁……………………20 克
干贝……………………20 克
盐、香菜、葱花、酱油各适量

做法

❶ 大米、虾仁、干贝洗净泡发。

❷ 锅入水，加入虾仁、干贝、大米，同煮。

❸ 粥成时，加入盐、香菜、葱花、酱油，煮沸即可。

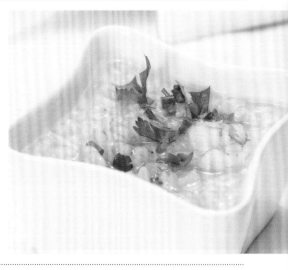

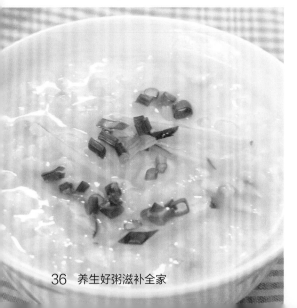

洋葱蒜香粥

原料

大米……………………90 克
洋葱…………………… 15 克
蒜…………………… 15 克
盐、味精、葱花、姜各适量

做法

❶ 大米洗净泡发；蒜、洋葱洗净切碎。

❷ 锅中入水，加入大米、蒜、洋葱，同煮至粥将熟时，加入盐、味精、葱花、姜，煮沸即可。

白菜玉米粥

原料

白菜·················· 100 克
玉米糁················· 50 克
芝麻·················· 5 克
盐··················· 3 克

做法

❶ 白菜洗净切丝；芝麻洗净。

❷ 锅置火上，注入清水烧沸后，边搅拌边倒
入玉米糁，放入白菜、芝麻，用小火煮至
粥成，加入盐调味即可。

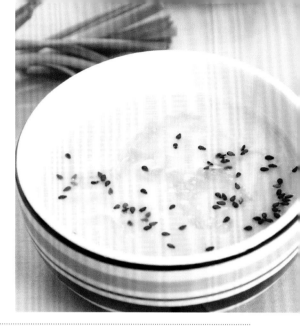

香蕉玉米粥

原料

大米··················· 80 克
冰糖··················· 10 克
香蕉、玉米粒、豌豆各适量

做法

❶ 大米淘洗干净泡发；香蕉去皮，切片；玉
米粒、豌豆洗净。

❷ 锅置火上，注入清水，放入大米，用大火
煮至米粒绽开，放入香蕉、玉米粒、豌
豆、冰糖，用小火煮至粥成。

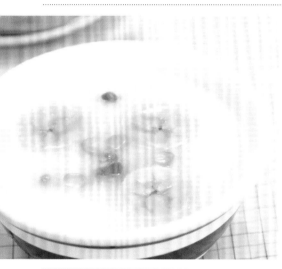

玉米红豆薏米粥

原料

薏米·················· 40 克
大米·················· 60 克
玉米粒················· 30 克
红豆·················· 30 克
盐··················· 适量

做法

❶ 大米、薏米、红豆洗净泡发；玉米粒洗净。

❷ 锅置火上，倒入适量清水，放入大米、薏
米、红豆，以大火煮至开花。

❸ 加入玉米粒煮至浓稠，调入盐拌匀即可。

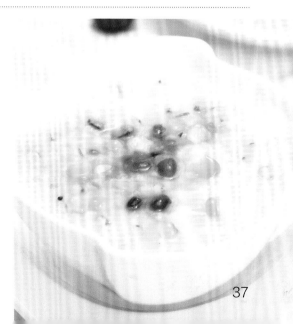

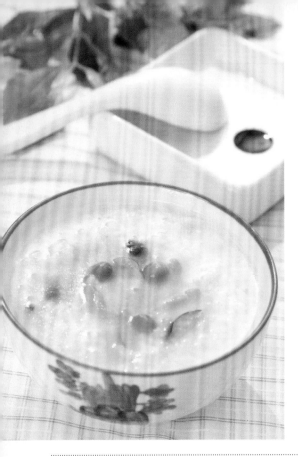

红枣豌豆肉丝粥

原料

红枣······················· 10 克

猪肉······················· 30 克

大米······················· 80 克

淀粉、豌豆、盐、味精、食用油各适量

做法

❶ 红枣、豌豆洗净；猪肉洗净，切丝，用盐、淀粉稍腌，入油锅滑熟，捞出；大米淘净，泡好。

❷ 大米入锅，放适量清水，大火煮沸，改中火，下入红枣、豌豆煮至粥将成。

❸ 下入猪肉，小火将粥熬好，加盐、味精调味即可。

养生粥功效

　　豌豆的蛋白质含量丰富，而且包括了人体所必需的氨基酸，煮粥常食能增强人体免疫力。

牛肉菠菜粥

原料

大米······················· 120 克

牛肉······················· 80 克

菠菜、红枣、姜丝、盐各适量

做法

❶ 大米、菠菜、红枣分别洗净，大米用水浸泡半个小时；牛肉洗净切片。

❷ 锅中注入适量清水，加入大米、牛肉、菠菜、红枣，同煮。

❸ 粥将熟时加入姜丝、盐煮沸即可。

养生粥功效

　　牛肉有温胃、滋养、补益、强健筋骨等功效。菠菜可以促进人体的新陈代谢，延缓衰老，有润肠通便、帮助消化等作用。红枣有助于补气，对于药效的增强很有帮助。

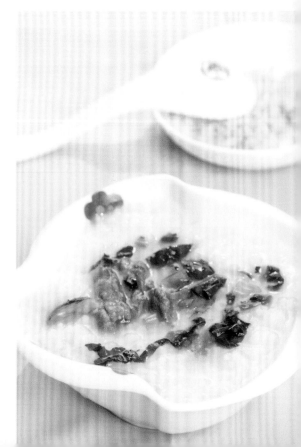

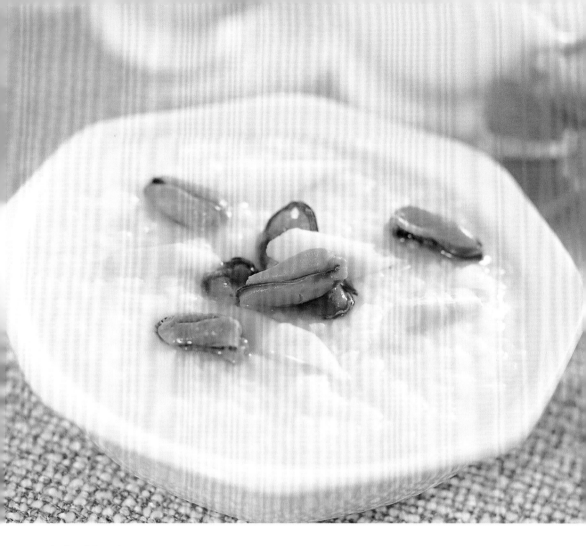

淡菜粥

原料

淡菜···················· 150 克

竹笋···················· 50 克

大米···················· 50 克

盐······················· 3 克

鲜汤···················· 200 毫升

白胡椒粉················ 2 克

做法

❶ 淡菜洗净，再用温水泡透，捞出沥干水分；竹笋洗净切片；大米淘洗干净。

❷ 锅内加鲜汤，加入淡菜、竹笋、白胡椒粉烧开煮15分钟。

❸ 下入大米，小火熬成粥，调入盐即可。

养生粥功效

　　竹笋可辅助治疗便秘、预防肠癌；淡菜补肝肾、益精血，两者合煮成粥能补肾益血。

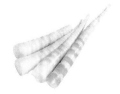

竹笋：宽胸利膈、通肠排便

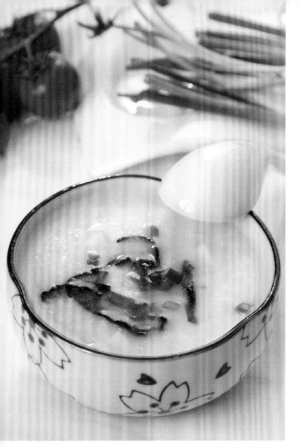

黑木耳山药粥

原料

水发黑木耳……………20 克
山药…………………30 克
大米………………… 100 克
盐、味精、香油、葱各适量

做法

❶ 大米洗净泡发；山药去皮洗净切块；水发
黑木耳洗净切丝；葱洗净切葱花。

❷ 锅置火上，注入水后，放入大米用大火煮
至米粒绽开时，放入山药、黑木耳。

❸ 改用小火煮至粥成，调入盐、味精入味，
滴入香油，撒上葱花即可食用。

养生粥功效

　　黑木耳有补气血、滋阴、补肾、活血等功
效，对痔疮、胆结石有很好的疗效。黑木耳与
山药同熬煮成粥对胃痛等肠胃病患者有很好的
疗效。

南瓜粥

原料

南瓜…………………50 克
大米…………………50 克
白糖…………………20 克
枸杞子……………… 少许

做法

❶ 南瓜去皮去瓤，洗净切条状；大米淘洗干
净，用水浸泡半个小时，备用。

❷ 大米、南瓜与水大火煮开，加入枸杞子，
转小火煮至南瓜熟透、米粒软烂，调入白
糖即可。

养生粥功效

　　南瓜有解毒、保护胃黏膜、助消化、提高
人体免疫力、降低血糖等功效，与大米煮粥，
营养丰富，常食能益气养胃、防病健身。

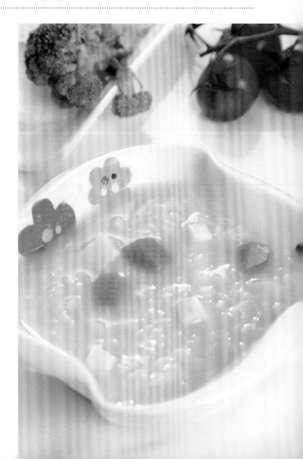

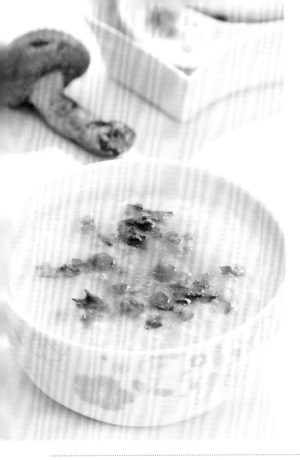

肉末紫菜豌豆粥

原料
大米·················· 100 克
猪肉·····················50 克
胡萝卜····················20 克
豌豆······················20 克
紫菜······················20 克
盐······················· 3 克

做法
❶ 大米淘洗干净，泡发；胡萝卜洗净切块；
猪肉洗净切末。
❷ 锅入水，加入胡萝卜、猪肉、紫菜、豌
豆、大米同煮，待粥熟，加盐调味即可。

养生粥功效
　　猪肉可滋阴润燥、保持皮肤弹性。胡萝卜
有润肠通便、降低血脂等功效。豌豆中含有丰
富的维生素，可增强人体免疫力。

鸭腿萝卜粥

原料
鸭腿肉················ 150 克
胡萝卜···················30 克
大米·····················80 克
鲜汤················ 200 毫升
盐······················· 3 克
香油················· 5 毫升
葱花·················· 5 克
食用油················· 适量

做法
❶ 胡萝卜洗净，切丁；大米淘净，浸泡半个
小时后捞出沥干水分；鸭腿肉洗净，切块。
❷ 油锅烧热，下鸭腿肉过油，倒鲜汤，放大
米，大火煮沸，转中火熬煮；下胡萝卜，
小火慢熬成粥，加盐，淋香油，撒葱花。

养生粥功效
　　此粥有加强肠蠕动、增强免疫力的功效。

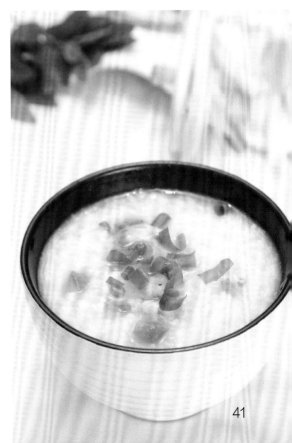

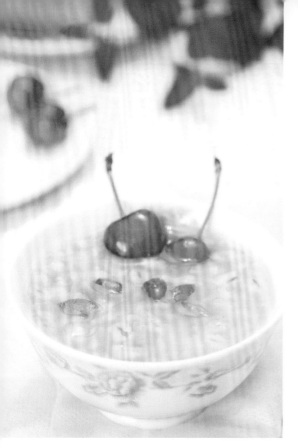

樱桃麦片粥

原料

燕麦片……………………60 克

大米……………………30 克

白糖……………………12 克

樱桃…………………… 3 个

做法

❶ 燕麦片、大米淘洗干净泡发；樱桃洗净。

❷ 锅置火上，注入清水，放入燕麦片、大米，用大火煮至熟烂。

❸ 放入樱桃用小火煮至粥成，加入白糖调味即可盛碗食用。

养生粥功效

　　樱桃具有益气、健脾、和胃、祛风湿的功效，既可防治缺铁性贫血，又可增强体质，健脑益智。与麦片同熬煮成粥，有补中益气、增强免疫力、镇静安神的作用。

胡萝卜菠菜粥

原料

大米…………………… 100 克

菠菜……………………50 克

胡萝卜……………………50 克

盐…………………… 3 克

味精…………………… 1 克

做法

❶ 大米淘洗干净，用清水浸泡半个小时，备用；菠菜洗净；胡萝卜洗净，切丁。

❷ 锅置火上，放入适量清水后，放入大米，用大火煮至米粒绽开，放入菠菜、胡萝卜丁，改用小火煮至粥成，调入盐、味精，即可盛出食用。

养生粥功效

　　此粥可健脾养胃、补血养颜。

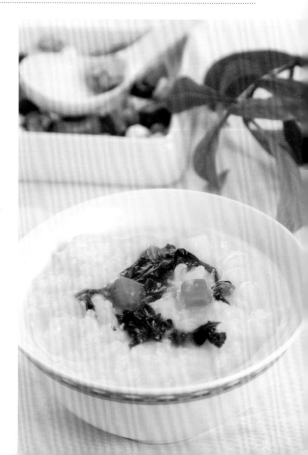

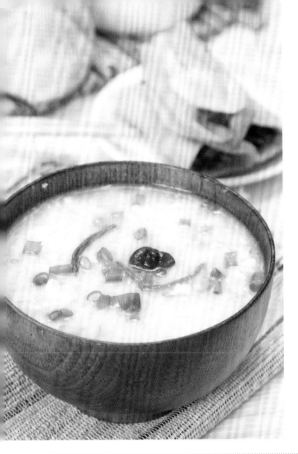

蛋奶菇粥

原料

鸡蛋……………………… 1个
牛奶…………………… 100毫升
茶树菇………………… 10克
大米、白糖、葱各适量

做法

❶ 大米淘洗干净，用清水浸泡；茶树菇泡发择净。

❷ 锅置火上，注入水，入大米煮至七成熟。

❸ 入茶树菇煮至米粒开花，入鸡蛋打散后稍煮，入牛奶、白糖调匀，撒上葱花即可。

养生粥功效

鸡蛋能健脑益智。牛奶可降低胆固醇，防止消化道溃疡。二者与茶树菇煮粥可提高免疫力、延缓衰老。

哈密瓜玉米粥

原料

枸杞子………………… 10克
大米…………………… 80克
哈密瓜………………… 100克
玉米粒………………… 100克
葱、冰糖各适量

做法

❶ 大米淘洗干净；哈密瓜去皮，切块；玉米粒、枸杞子洗净；葱洗净切葱花。

❷ 锅置火上，注入清水，放入大米、枸杞子、玉米粒用大火煮至米粒绽开后，放入哈密瓜块、冰糖煮至粥成后，撒上葱花。

养生粥功效

哈密瓜有"瓜中之王"的美称，有利小便、止渴、除烦热、降暑气等功效。枸杞子有滋补肝肾、益睛明目、抗衰老、美容的功效，可用来治疗烦热、盗汗、视力疲劳等症。

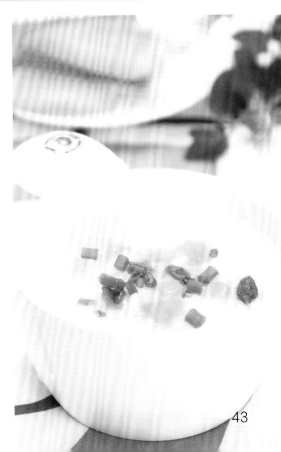

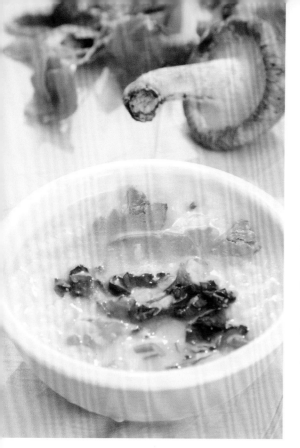

猪肝菠菜粥

原料

猪肝·················· 100 克

菠菜·················· 50 克

大米、盐、鸡精、葱花各适量

做法

❶ 菠菜洗净切碎；猪肝洗净切片；大米淘洗干净泡发。

❷ 大米下入锅中，加适量清水，大火烧沸，转中火熬至米粒绽开。

❸ 下入猪肝，慢熬成粥，最后下入菠菜拌匀，调入盐、鸡精，撒上葱花即可。

养生粥功效

　　菠菜能润燥滑肠、清热除烦、促进生长发育、增强抗病能力。

芋头瘦肉粥

原料

芋头·················· 2 个

猪瘦肉·················· 50 克

大米·················· 70 克

葱花·················· 5 克

料酒·················· 5 毫升

盐、食用油各适量

做法

❶ 大米洗净泡透；芋头去皮洗净，切块，入沸水焯过；猪瘦肉洗净，切丁。

❷ 锅入水，烧开，倒入大米和芋头同煮。

❸ 坐锅点火，入油烧热，下猪瘦肉丁翻炒，加料酒、盐调味，炒至八成熟时入粥中，与大米等同煮至粥成，撒上葱花即可。

养生粥功效

　　此粥有滋阴润燥、预防便秘的功效。

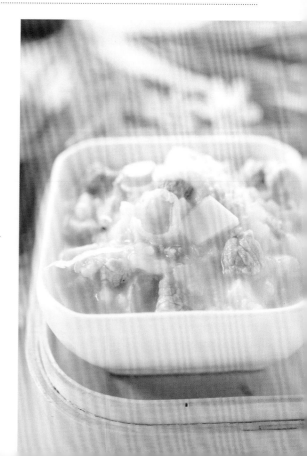

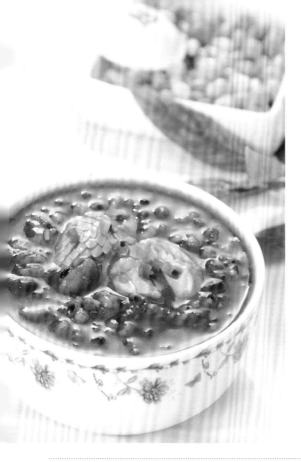

猪腰黑米花生粥

原料
黑米……………………30 克
猪腰……………………50 克
绿豆……………………20 克
花生仁…………………20 克
薏米……………………20 克
红豆、盐、葱花各适量

做法
❶ 黑米洗净泡发；猪腰洗净切片；花生仁、薏米、红豆分别洗净泡发。

❷ 锅入水，加入猪腰、黑米，共熬煮粥。

❸ 粥煮沸后加入花生仁、薏米、红豆、绿豆、盐、葱花，煮至米熟即可。

养生粥功效
　　猪腰有补肾强腰之效。花生有润肺化痰、理气、通乳、降压、止血之功效。血脂高、胆固醇高者忌用。

海带绿豆粥

原料
海带……………………30 克
绿豆……………………40 克
大米……………………80 克
盐………………………　3 克

做法
❶ 大米、绿豆分别用清水洗净，大米用清水浸泡1个小时，绿豆用清水浸泡4个小时；海带洗净切丝。

❷ 锅入水烧开，倒入绿豆煮至滚沸后加入大米、海带丝同煮，待米再次煮沸后，转小火慢熬至粥黏稠，加入适量的盐调味，待盐溶化后，将粥倒入碗中，即可食用。

养生粥功效
　　此款海带绿豆粥中海带和绿豆都具有调节血脂的功效，同时二者煮粥服食对动脉硬化也有一定的防治作用。

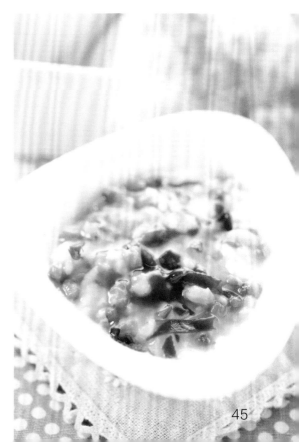

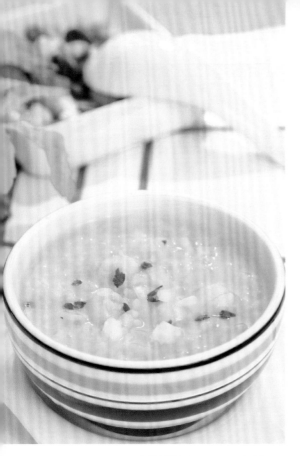

莲子糯米蜂蜜粥

原料
糯米·························· 100 克
枸杞子························ 5 克
莲子·························· 30 克
蜂蜜·························· 少量

做法
❶ 糯米洗净泡发，用清水浸泡4个小时。
❷ 糯米、枸杞子、莲子一起入锅中，同煮成粥，加入蜂蜜，待其煮沸后，即可食用。

养生粥功效
　　蜂蜜有润肠通便、软化血管之效。枸杞子既可作为水果食用，又是一味功效显著的中药材。莲子可促进人体的蛋白质、脂肪、糖类代谢，并维持酸碱平衡，对精子的形成也有重要作用。

香菇玉米粥

原料
香菇·························· 4 朵
鲜玉米粒····················· 50 克
大米·························· 70 克
盐···························· 3 克

做法
❶ 大米洗净，浸泡1个小时；香菇用温水泡发，去蒂，切片；鲜玉米粒洗净，备用。
❷ 注水入锅，大火烧开，将所有食材一同下锅同煮，边煮边搅拌。
❸ 待米煮开后，转小火慢熬至粥黏稠，加入适量的盐调味，待盐全部溶化后，将粥倒入碗中，即可食用。

养生粥功效
　　香菇可起到维持人体正常糖代谢的作用。玉米则具有降血糖、清血脂、预防动脉硬化的功效。

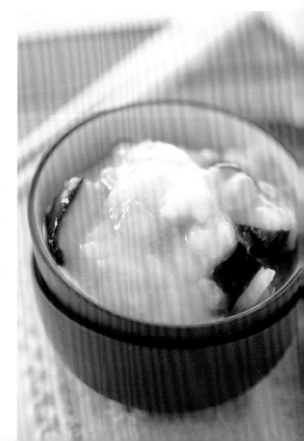

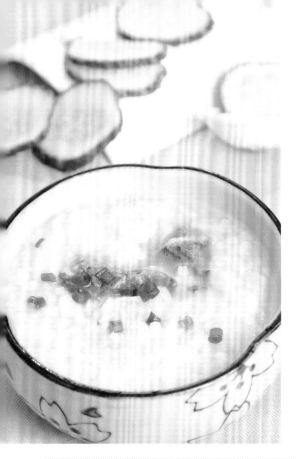

羊骨杜仲粥

原料

大米……………………80 克

羊骨……………………250 克

杜仲……………………60 克

料酒、生抽、盐、葱白、姜末、
葱花各适量

做法

❶ 大米淘洗干净泡发熬煮。

❷ 杜仲洗净煮后取汁；羊骨用料酒、生抽腌
制后切好，与杜仲汁一起加入粥中。

❸ 加入全部调味料，煮沸，即可盛出食用。

养生粥功效

杜仲富含木脂素、维生素 C、杜仲胶等。
用于肾虚腰痛、筋骨无力、妊娠漏血、胎动不
安、高血压等症。羊骨有补肾、益气、强壮骨
骼等效用。

枸杞子南瓜粥

原料

南瓜……………………20 克

大米……………………100 克

枸杞子…………………15 克

白糖……………………5 克

做法

❶ 大米泡发洗净；南瓜去皮、去瓤洗净，切
块；枸杞子清洗干净。

❷ 锅置火上，注入清水，放入大米，用大火
煮至米粒绽开。

❸ 放入枸杞子、南瓜，用小火煮至粥成，调
入白糖入味，即成。

养生粥功效

高脂血症、糖尿病、高血压等患者都可以
经常食用，还能预防心脑血管疾病的发生。

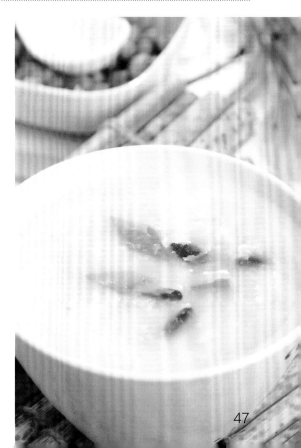

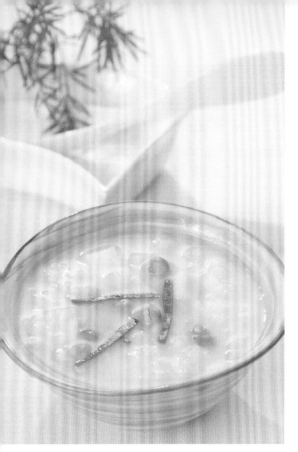

山药山楂黄豆粥

原料

大米······················90 克

山药······················30 克

盐······················· 2 克

味精、黄豆、山楂、豌豆各适量

做法

❶ 取大米、黄豆淘净，用水浸泡半个小时。

❷ 锅中入山药、山楂、豌豆、黄豆、大米、水，共熬至粥将熟时加入盐、味精，稍煮即可。

养生粥功效

常食豆制品不仅可以防肠癌、胃癌，还可以防止老年斑、老年夜盲症、高血压、增强老人记忆力，是保健养生的上好食品。

百合绿豆薏米粥

原料

百合······················30 克

绿豆······················40 克

薏米······················20 克

大米、白糖各适量

做法

❶ 大米、绿豆、薏米分别洗净，大米用清水浸泡1个小时，绿豆、薏米用清水浸泡4个小时；百合用温水泡开。

❷ 注水入锅，大火烧开，倒入绿豆、薏米煮开后加入大米、百合同煮，边煮边搅拌。

❸ 待米再次煮开后，转小火继续慢熬至粥黏稠，加入适量的白糖调味，待白糖溶化后，将粥倒入碗中，即可食用。

养生粥功效

百合安神，绿豆、薏米可清热利水，三种同熬成粥，常食对消肿、静心有很好的作用。

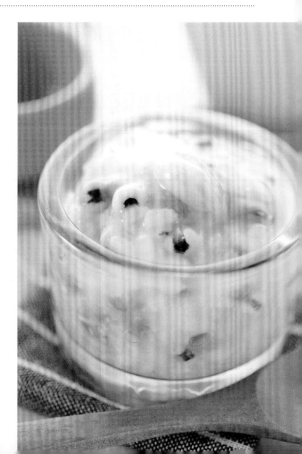

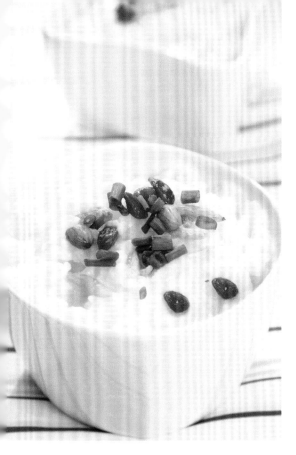

枸杞子麦冬花生粥

原料

大米·····················80 克

花生仁·····················30 克

枸杞子、麦冬、葱花、白糖各适量

做法

❶ 取大米淘洗干净泡发；枸杞子、麦冬、花生仁均洗净。

❷ 锅置火上，入水适量，下入大米煮沸，加入枸杞子、麦冬、花生仁同煮成粥，加入白糖煮沸，撒上葱花即可。

养生粥功效

　　枸杞子可润肺止咳、保护肝肾、降低血脂和血糖。枸杞子中含有的丰富维生素，对人体具有良好的保健作用。麦冬有滋阴润肺的作用。花生有健脾和胃、润肺止咳的作用。花生中还含有各种维生素。花生中的微量元素，可帮助软化血管。

草莓牛奶燕麦粥

原料

生燕麦片··············· 100 克

牛奶················· 200 毫升

草莓果酱·················30 克

白糖····················· 10 克

做法

❶ 生燕麦片洗净，用清水浸泡半个小时。

❷ 在锅内加入少量的清水，大火烧开后，倒入燕麦片煮至滚沸。

❸ 加入牛奶转小火慢熬20分钟，加入草莓果酱，待果酱全部融化后，可按照个人口味添加适量的白糖，倒入碗中，即可食用。

养生粥功效

　　此款草莓牛奶燕麦粥含有大量的胡萝卜素、钙、铁等营养素，有生津止渴、补充营养的功效。

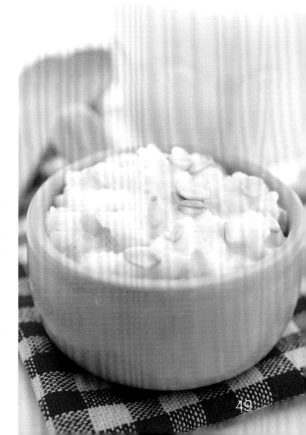

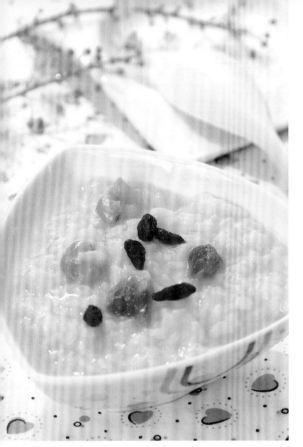

桂圆枸杞子糯米粥

原料

桂圆肉······················40 克

枸杞子······················10 克

糯米························100 克

白糖·························5 克

做法

❶ 糯米洗净，用清水浸泡；桂圆肉、枸杞子洗净。

❷ 锅置火上，放入糯米，加适量清水煮至粥将成。

❸ 放入桂圆肉、枸杞子煮至米烂，加白糖稍煮，调匀便可。

养生粥功效

　　红枣含丰富的蛋白质、脂肪、粗纤维、糖类、有机酸、黏液质和钙、磷、铁等营养物质，又含有多种维生素，故有"天然维生素丸"之美称。

板栗花生猪腰粥

原料

糯米······················80 克

猪腰······················50 克

板栗······················45 克

花生······················30 克

盐、鸡精、葱花各适量

做法

❶ 糯米洗净泡发；板栗、花生均淘洗净；猪腰洗净切片。

❷ 锅中注入适量清水，加入猪腰、板栗、花生、糯米，共熬煮粥。

❸ 粥将熟时，加入盐、鸡精、葱花调味，稍煮即可。

养生粥功效

　　板栗不仅可以治疗动脉硬化、高血压、心脏病等心血管疾病，还能防衰老。糯米、猪腰、板栗、花生合熬为粥，有养胃健脾的功效。

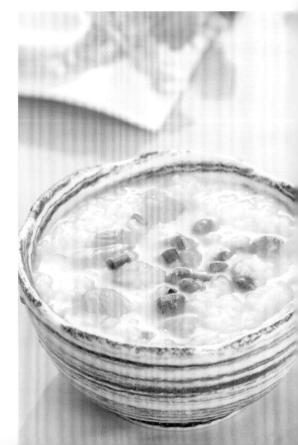

PART 2

防病祛病篇

俗话说的"病从口入"，一般指的是因饮食不洁而致病。而如今，不合理的膳食结构、营养失衡、油炸、甜食、荤多素少、细多粗少等，也印证了"病从口入"的理念，但食物能致病也能治病，只要做到"辨病施食"，利用食物所含的营养成分和微量元素及性味，也能有助于人体健康。

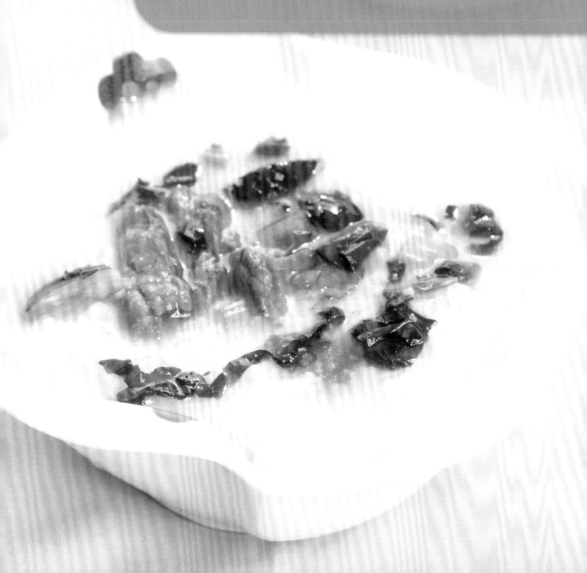

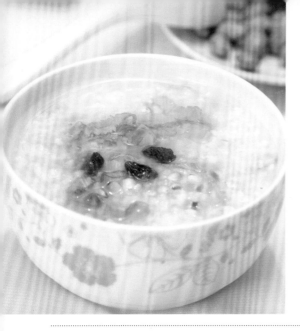

山药薏米白菜粥

原料

山药……………………20 克
薏米……………………20 克
白菜……………………30 克
大米、盐各适量

做法

❶ 大米、薏米均洗净泡发；山药洗净；白菜洗净，切丝。

❷ 锅置火上，倒入清水，放入大米、薏米、山药，以大火煮开，加入白菜煮至浓稠状，调入盐拌匀即可盛出食用。

薏米绿豆粥

原料

大米……………………60 克
薏米……………………30 克
玉米粒、绿豆、盐各适量

做法

❶ 大米、薏米、绿豆均泡发；玉米粒洗净。

❷ 锅置火上，倒入适量清水，放入大米、薏米、绿豆，以大火煮至开花。

❸ 加入玉米粒转小火熬煮至浓稠状，调入盐拌匀即可盛出食用。

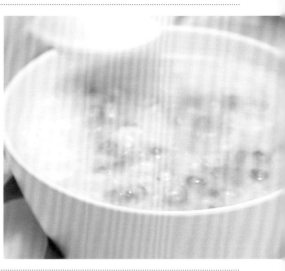

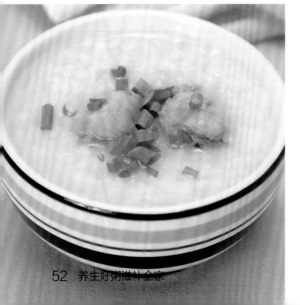

家常鸡腿粥

原料

大米……………………80 克
鸡腿肉……………… 200 克
料酒、盐、葱花各适量

做法

❶ 大米淘净泡发；鸡腿肉洗干净，切成小块，用料酒腌渍片刻。

❷ 锅入水，下入大米以大火煮沸，放入腌好的鸡腿，中火熬煮至米粒软散。

❸ 改小火，待粥熬出香味时，加盐调味，放入葱花即可。

红豆腰果燕麦粥

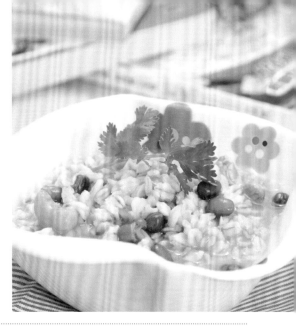

原料

红豆·····················30 克

燕麦片···················40 克

白糖、腰果各适量

做法

❶ 红豆泡发洗净，备用；燕麦片洗净；腰果洗净。

❷ 锅置火上，倒入清水，放入燕麦片和红豆、腰果，以大火煮开。

❸ 转小火将粥煮至呈浓稠状，调入白糖拌匀即可盛出食用。

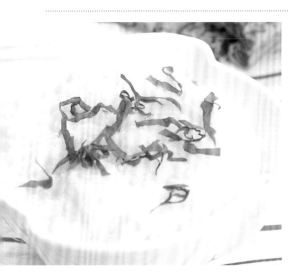

枇杷叶冰糖粥

原料

枇杷叶···················· 3 克

大米····················· 100 克

冰糖····················· 4 克

做法

❶ 大米淘洗干净，泡发半个小时后捞出沥干水分；枇杷叶刷洗干净，切成细丝。

❷ 锅上火，入水、大米煮至米粒开花。

❸ 再加入枇杷叶丝，以小火煮至粥呈浓稠状，下入冰糖煮至溶化，即可。

枸杞子牛肉粥

原料

牛肉片················· 100 克

枸杞子···················50 克

大米····················80 克

姜丝、盐、鸡精各适量

做法

❶ 大米淘净浸泡半个小时；枸杞子洗净。

❷ 大米、枸杞子入锅，加适量清水，大火烧沸，下入牛肉、姜丝。

❸ 转小火熬煮成粥后，加盐、鸡精调味，稍煮片刻，即可盛碗食用。

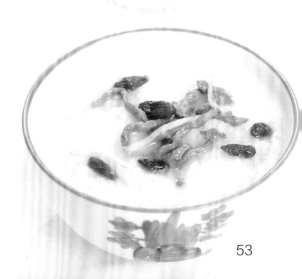

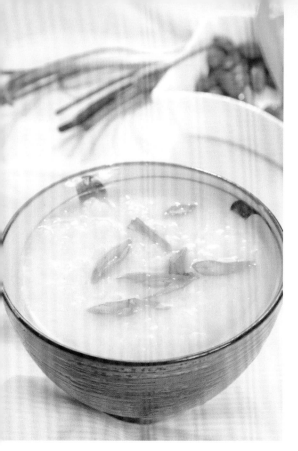

空心菜粥

原料

空心菜···················· 15 克
大米···················· 100 克
盐······················ 2 克

做法

❶ 大米淘洗干净，泡发；空心菜洗净，切段，备用。

❷ 锅置火上，入水适量，放入大米，用大火煮至米粒开花，放入空心菜，转小火煮至粥成，调入盐调味，即可食用。

养生粥功效

空心菜有清热凉血、利尿、清热解毒、利湿、止血等功效。大米含有蛋白质、维生素及多种矿物质。两者合熬为粥，有止痛解毒的功效。

豆腐菠菜玉米粥

原料

玉米粉·····················90 克
菠菜····················· 10 克
豆腐·····················30 克
盐······················ 3 克
香油···················· 5 毫升

做法

❶ 菠菜择洗干净；豆腐洗净，切块。

❷ 锅置火上，入水适量，大火烧沸后，放入玉米粉搅匀。

❸ 放入菠菜、豆腐煮至粥成，调入盐，滴入香油即可食用。

养生粥功效

菠菜富含胡萝卜素，可以促进生长发育，增强免疫力，促进新陈代谢。此粥可辅助治疗风寒引起的头痛等症。

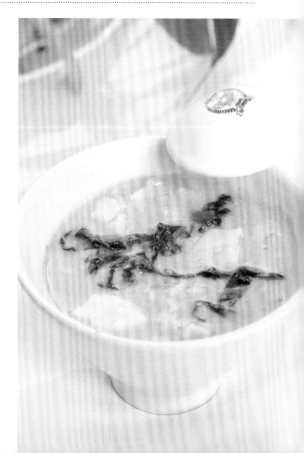

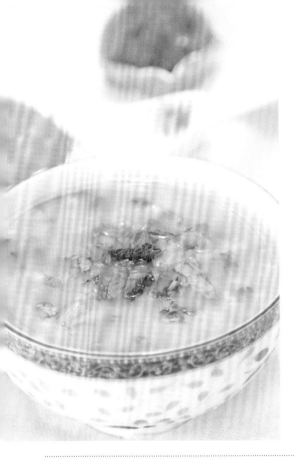

绿豆苋菜枸杞子粥

原料

大米……………………40克

绿豆……………………40克

苋菜……………………30克

枸杞子…………………… 5克

冰糖……………………10克

做法

① 大米、绿豆均泡发洗净；苋菜洗净，切碎；枸杞子洗净，备用。

② 锅置火上，倒入清水，放入大米、绿豆、枸杞子煮至开花。

③ 待煮至浓稠状时，加入苋菜、冰糖稍煮即可食用。

养生粥功效

　　苋菜有解毒清热、抗菌止泻、消炎消肿等功效。绿豆、苋菜、枸杞子三者同煮粥，有增强人体免疫力、消炎止痛、防治痢疾的作用。

菠菜山楂粥

原料

菠菜……………………20克

山楂……………………20克

大米………………… 100克

冰糖…………………… 5克

做法

① 大米淘洗干净后用清水浸泡半个小时；山楂洗净，备用；菠菜择洗干净，切断。

② 砂锅置火上，加入山楂、大米大火煮沸后转小火熬煮至粥黏稠，加入菠菜、冰糖煮沸即可。

养生粥功效

　　菠菜有补血止血、促进人体的新陈代谢之效。山楂可健胃消食、行气散淤。此粥适宜饮食积滞、脘腹胀痛、泄泻痢疾、血淤痛经、经闭、产后腹痛、恶露不尽、疝气或睾丸肿痛、高脂血症患者食用。

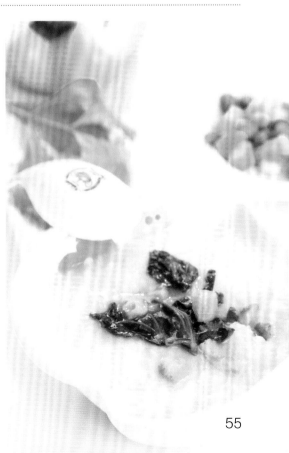

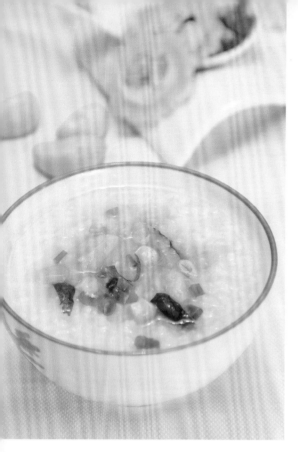

鸭肉玉米粥

原料

红枣······················ 5 颗
鸭肉······················50 克
玉米粒····················20 克
大米······················80 克
料酒、鲜汤、姜末、油、盐、
香油、食用油、葱花各适量

做法

❶ 红枣洗净，去核，切成小块；大米、玉米粒淘净，泡好；鸭肉洗净，切块，用料酒腌渍片刻。

❷ 油锅烧热，放入鸭肉过油，倒入鲜汤，放入大米、玉米粒，大火煮沸，下入红枣、姜末熬煮。

❸ 改小火，待粥熬出香味，加盐调味，淋香油，撒上葱花即可。

红豆枇杷叶粥

原料

红豆······················80 克
枇杷叶····················15 克
大米······················100 克
盐························2 克

做法

❶ 大米泡发洗净；枇杷叶刷洗净绒毛，切丝；红豆泡发洗净。

❷ 锅置火上，倒入清水，放入大米、红豆，以大火煮至米粒开花。

❸ 下入枇杷叶，再转小火煮至粥呈浓稠状，调入盐拌匀即可。

养生粥功效

　　红豆有健脾、生津、祛湿、益气的功效，与枇杷叶、大米合熬为粥润肺止咳的功效更佳。

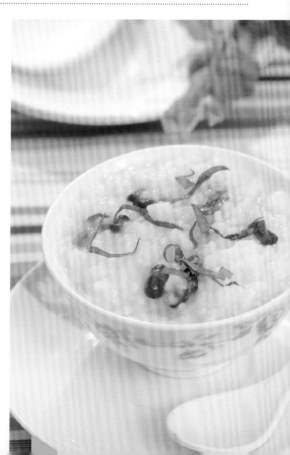

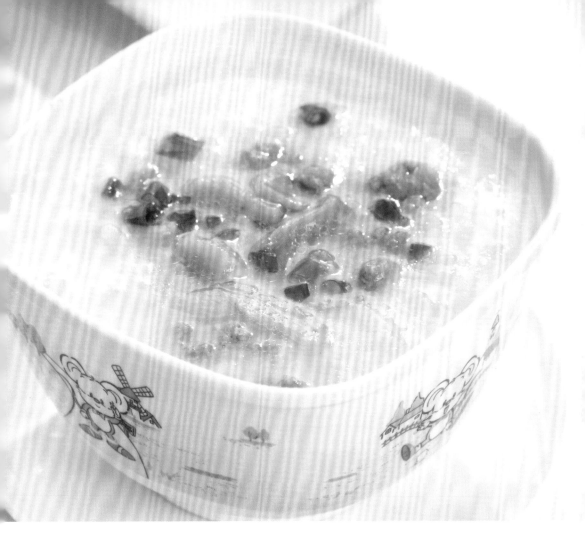

萝卜干肉末粥

原料

大米……………………60 克

猪肉……………………80 克

萝卜干…………………50 克

姜末…………………… 5 克

盐…………………… 3 克

葱花…………………… 5 克

做法

❶ 大米淘洗干净，用水浸泡半个小时，备用；猪肉洗净，切块。

❷ 锅中注入适量清水，加入猪肉、萝卜干、大米同煮成粥，加入盐、姜末、葱花，煮沸即可食用。

养生粥功效

　　萝卜有助消化、清热解毒、化痰、降低血压、软化血管的功效，与猪肉合熬为粥，可有效降低血糖。

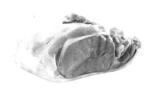

猪肉： 补虚强身、滋阴润燥

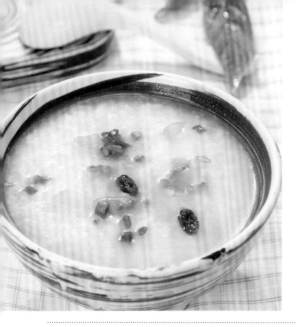

枸杞子山药瘦肉粥

原料

大米······················80 克

山药······················120 克

猪肉、枸杞子、葱花、盐各适量

做法

① 取大米淘洗干净，用水浸泡半个小时，备用；山药去皮洗净，切块；猪肉洗净，切丁；枸杞子洗净，润透。

② 锅置火上入水，下入以上四者同煮至粥成，加入盐、葱花即可。

鲜虾冬笋粥

原料

大米······················150 克

冬笋······················20 克

猪肉、鲜虾、盐、葱花各适量

做法

① 大米淘洗干净泡发；冬笋洗净切块；猪肉洗净切片；鲜虾洗净。

② 锅入适量清水，加入大米、冬笋共煮粥。

③ 粥将熟时放入猪肉、鲜虾、盐、葱花，煮熟即可。

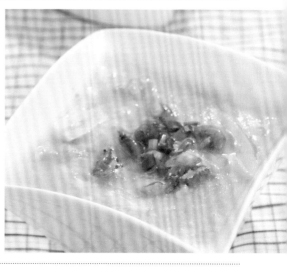

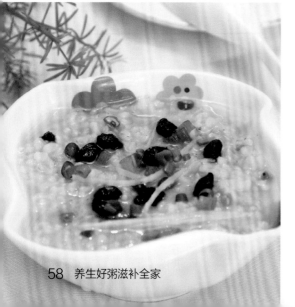

豆豉葱姜粥

原料

糙米······················100 克

盐························3 克

黑豆豉······················30 克

葱花、姜、香油各适量

做法

① 糙米洗净，用水浸泡半个小时，备用。

② 锅置火上，入清水适量，下入糙米、黑豆豉、姜，同煮至粥将熟时，加入葱花、盐、香油，煮沸，即可盛出食用。

黑豆瘦肉粥

原料

大米……………………80 克

黑豆……………………50 克

皮蛋…………………… 1 个

猪瘦肉、盐、葱花各适量

做法

❶ 大米、黑豆洗净，放入清水中浸泡；猪瘦肉洗净切片；皮蛋去壳，洗净切丁。

❷ 锅置火上，注入清水，放入大米、黑豆煮至五成熟，再放入猪瘦肉、皮蛋煮至粥将成，加盐调匀，撒上葱花即可。

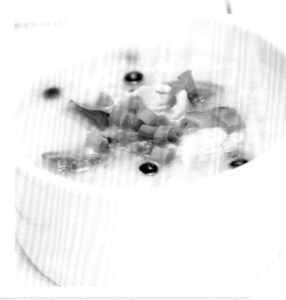

香菇白菜肉粥

原料

香菇……………………20 克

白菜、猪肉各…………50 克

大米、枸杞子、盐各适量

做法

❶ 香菇洗净，对切；白菜洗净，切碎；猪肉洗净，切末；大米洗净；枸杞子洗净。

❷ 锅入水，入大米，大火烧开，改中火入猪肉、香菇、白菜、枸杞子煮至猪肉变熟。

❸ 小火将粥熬好，调入盐调味即可。

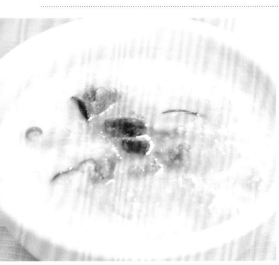

瘦肉西红柿粥

原料

西红柿………………… 100 克

猪瘦肉………………… 100 克

大米、盐、葱花、香油各适量

做法

❶ 西红柿洗净，切成小块；猪瘦肉洗净切丝；大米淘净，泡半个小时。

❷ 锅中放入大米，加适量清水，大火烧开，改用中火，下入猪瘦肉，煮熟。

❸ 改小火，入西红柿，慢煮成粥，加入盐调味，淋上香油，撒上葱花即可。

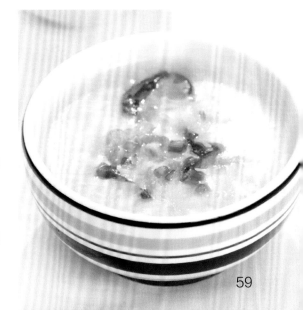

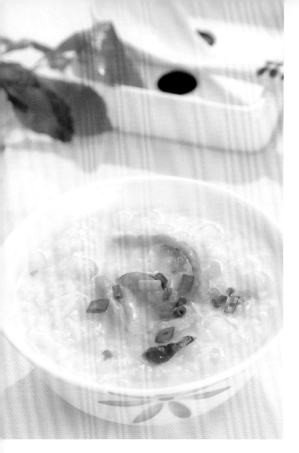

白果瘦肉粥

原料

白果……………………20 克
猪瘦肉…………………50 克
玉米粒…………………10 克
红枣……………………10 克
大米、盐、味精、葱花各适量

做法

❶ 玉米粒洗净；猪瘦肉洗净切丝；红枣洗净切碎；大米淘净泡好；白果去外壳取心。

❷ 锅入水，下入大米、玉米粒、白果、红枣，大火烧开，改中火入猪瘦肉煮至熟。

❸ 改小火熬成粥，加盐、味精、葱花即可。

养生粥功效

　　白果可敛肺气、定喘咳，猪瘦肉有滋阴润燥、补肾养血的功效，二者合熬为粥，有润肺平喘的功效。

燕麦南瓜豌豆粥

原料

燕麦……………………40 克
南瓜……………………30 克
豌豆……………………30 克
大米……………………50 克
白糖…………………… 4 克

做法

❶ 大米、燕麦均洗净泡发；南瓜去皮洗净，切丁；豌豆洗净。

❷ 锅置火上，倒入清水，放入大米、南瓜、豌豆、燕麦煮开，待煮至浓稠状时，调入白糖拌匀即可。

养生粥功效

　　燕麦是很好的粗粮，富含皂苷，可以调节人体的胃肠功能，降低胆固醇。常食用此粥，可有效预防高脂血症、高血压等心脑血管疾病。

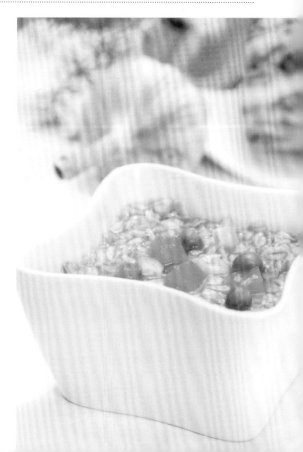

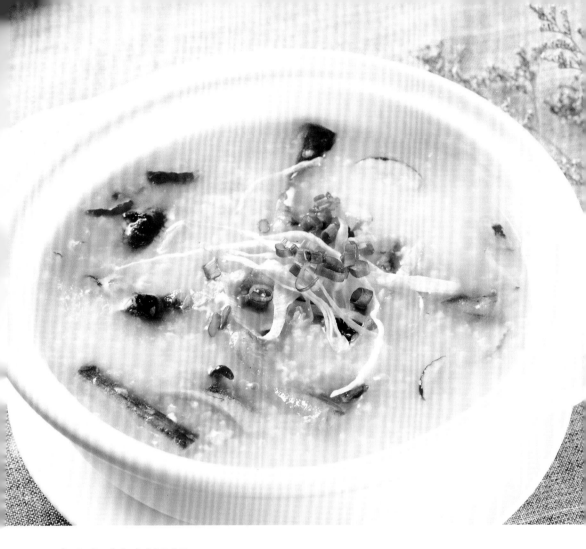

生滚黄鳝粥

原料

大米⋯⋯⋯⋯⋯⋯⋯50 克

黄鳝⋯⋯⋯⋯⋯⋯⋯ 100 克

红枣⋯⋯⋯⋯⋯⋯⋯ 1 颗

姜、葱花、盐、鸡精各适量

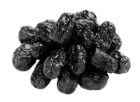

红枣：补益脾胃、养血补气

做法

❶ 大米淘洗干净泡发；黄鳝洗净切段。

❷ 锅中注入适量的清水，加入大米、黄鳝、红枣、姜，同煮。

❸ 粥将熟时入盐、葱花、鸡精，煮沸即可。

养生粥功效

　　现代医学对黄鳝的药用价值进行了研究，从鳝鱼中提取了一种"黄鳝鱼素"，再从此鱼素中又分离出黄鳝鱼素 A 和黄鳝鱼素 B，这两种物质具有显著降血糖作用和调节血糖的作用。黄鳝是糖尿病患者较理想的食品。

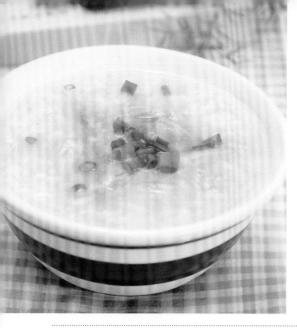

鸡腿瘦肉粥

原料

大米·················· 100 克

鸡腿肉·············· 100 克

猪瘦肉··············50 克

姜丝、盐、葱花、香油各适量

做法

① 猪瘦肉洗净，切片；大米淘净，泡好；鸡腿肉洗净，切小块。

② 锅中注水，下入大米煮沸，放入鸡腿肉、猪瘦肉、姜丝，小火熬煮至粥浓稠，加入盐调味，淋上香油，撒入葱花即可。

香菇鸡腿粥

原料

鲜香菇··················30 克

鸡腿肉·············· 100 克

大米··················80 克

姜丝、葱花、食用油、盐各适量

做法

① 鲜香菇洗净，切成细丝；大米淘净泡发；鸡腿肉洗净，切块，入油锅过油，盛出。

② 砂锅入水，下大米煮沸，加香菇、姜丝、鸡腿肉熬煮成粥，调入盐，撒葱花即可。

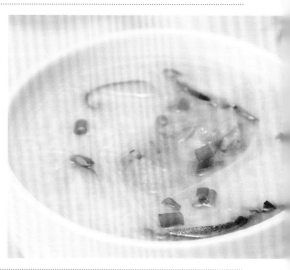

山药黑豆粥

原料

大米··················60 克

山药··················30 克

黑豆、玉米粒、盐、葱各适量

做法

① 大米、黑豆均洗净泡发；山药、玉米粒均洗净，山药切丁；葱洗净，切花。

② 锅置火上，入水、大米、黑豆、玉米粒，以大火煮至开花。

③ 入山药丁煮至浓稠状，调入盐，撒上葱花即可。

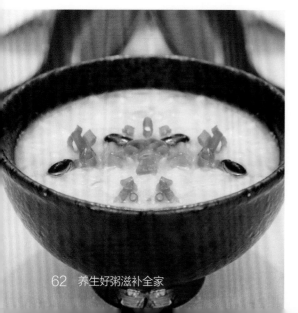

鲫鱼玉米粥

原料

大米……………………80 克
鲫鱼…………………… 1 条
玉米粒…………………30 克
盐、葱白丝、葱花、姜丝、料酒各适量

做法

① 大米淘洗净，再用清水浸泡；鲫鱼洗净后切小片，用料酒腌渍；玉米粒洗净备用。

② 锅置火上，入大米，加水煮至五成熟。

③ 入鱼肉、玉米粒、姜丝煮至米开花，加盐调匀，入葱白丝、葱花便可。

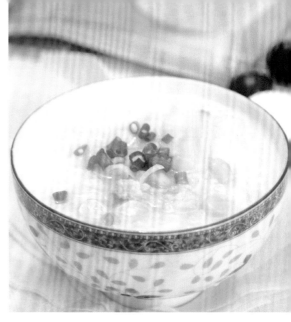

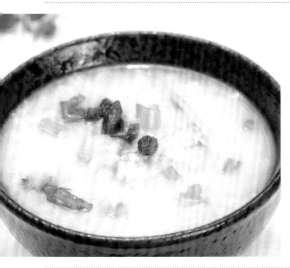

青鱼芹菜粥

原料

大米……………………80 克
青鱼肉…………………… 100 克
芹菜、盐、料酒、枸杞子、姜丝各适量

做法

① 大米淘净，泡发；青鱼肉洗净，用料酒腌渍；芹菜洗净切好。

② 锅置火上，入水，放入大米煮至五成熟，放入鱼肉、姜丝、枸杞子煮至粥将成，放入芹菜稍煮后加盐调匀便可。

花生粥

原料

大米…………………… 100 克
花生仁…………………30 克
红枣…………………… 10 颗
白糖…………………… 少许

做法

① 大米洗净，放入清水中浸泡半个小时；红枣洗净润透，去核；花生仁洗净碾碎。

② 锅置火上，入水适量，放入大米、红枣，大火煮沸后转小火熬煮至九成熟时，加入花生仁稍煮片刻，加入白糖调味即可。

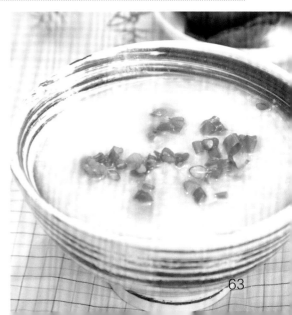

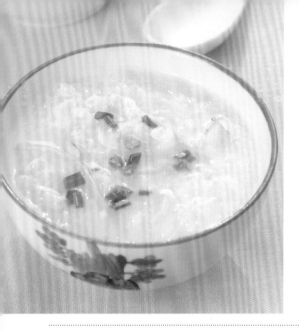

豆芽豆腐粥

原料

大米······················ 100 克
黄豆芽······················ 15 克
豆腐······················ 30 克
盐、香油、葱各适量

做法

1. 豆腐洗净，切块；黄豆芽洗净；大米淘洗干净泡发；葱洗净，切花。
2. 锅置火上，注水，下大米、黄豆芽、豆腐煮沸后转小火煮至粥成，调入盐、香油入味，撒上葱花即可。

红薯小米粥

原料

红薯······················ 20 克
小米······················ 90 克
白糖······················ 4 克

做法

1. 红薯去皮洗净，切小块；小米洗净泡发。
2. 锅置火上，注入清水，放入小米，用大火煮至米粒绽开。
3. 放入红薯，用小火煮至粥浓稠时，调入白糖入味即可。

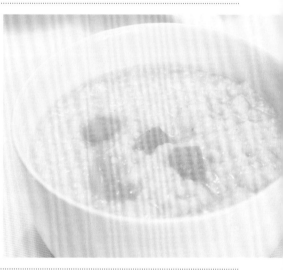

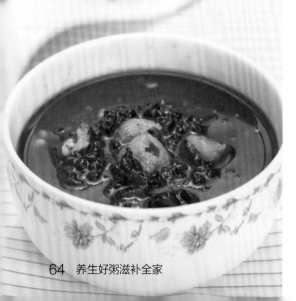

红枣双米粥

原料

红枣······················ 10 克
桂圆干······················ 10 克
黑米······················ 70 克
薏米、白糖各适量

做法

1. 黑米、薏米均淘洗干净，泡发；桂圆干洗净，润透；红枣洗净，去核，切片。
2. 锅置火上，入水适量，放入黑米、薏米大火煮开，加入桂圆干、红枣片同煮至浓稠状，调入白糖，即可盛碗食用。

红枣莲子粥

原料

红枣·····················20 克
莲子·····················20 克
大米····················100 克
白糖·····················5 克

做法

① 大米、莲子分别洗净，用清水浸泡半个小时；红枣洗净，润透去核。

② 锅上火入水、大米、莲子，煮至八成熟。

③ 放入红枣煮至米粒开花，放入白糖稍煮后调匀便可。

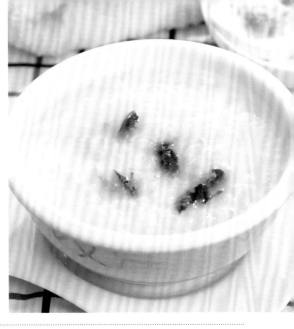

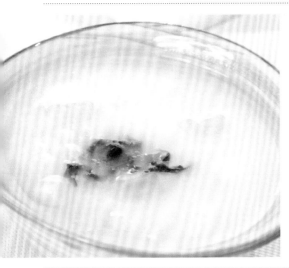

白萝卜山药粥

原料

白萝卜·····················20 克
山药·····················30 克
青菜、大米、盐各适量

做法

① 山药去皮，洗净切块；白萝卜洗净切块；大米泡发洗净；青菜洗净，切碎。

② 锅置火上，入水、大米，煮沸，放入山药、白萝卜熬煮成粥，下入青菜，煮至菜熟后，加盐调味即可食用。

豆腐山药粥

原料

大米·····················90 克
山药·····················40 克
豆腐·····················40 克
盐、香油、葱各适量

做法

① 大米淘洗干净泡发；山药去皮洗净，切块；豆腐洗净，切块；葱洗净切花。

② 锅置火上，注入水后，放入大米用大火煮沸，放入山药、豆腐，改用小火煮至粥成，放入盐、香油入味，撒上葱花即可。

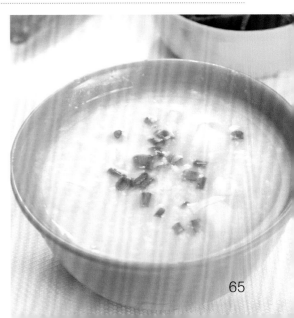

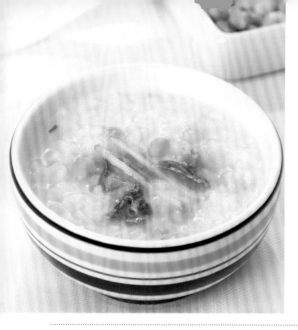

猪肺青豆粥

原料
大米…………………… 100 克
猪肺………………………50 克
青豆、胡萝卜、姜丝、鸡精、
盐、香油各适量

做法
①大米淘洗干净泡发；猪肺、青豆、胡萝卜分别洗净切碎。
②锅中入水适量，加入大米煮沸，加入青豆、猪肺、胡萝卜，同煮至粥将熟时，加入姜丝、盐、鸡精、香油，煮沸即可。

鲳鱼豆腐粥

原料
大米…………………………80 克
鲳鱼肉……………… 200 克
豆腐、香菜叶、葱花、姜丝、
香油、盐、料酒各适量

做法
①大米淘洗干净；鲳鱼肉切丁，用料酒腌渍。
②锅入水，加入大米、鲳鱼肉，同煮至粥将熟时加入豆腐、香菜叶、盐、葱花、姜丝、香油煮沸即可。

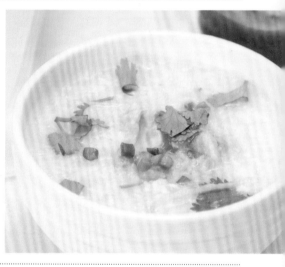

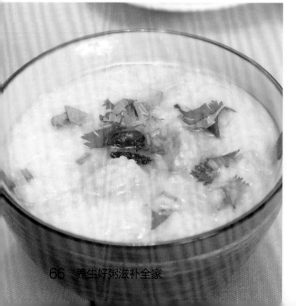

干贝鸭粥

原料
大米…………………… 120 克
鸭肉………………………90 克
干贝…………………… 120 克
盐、香菜、枸杞子、香油、食用油各适量

做法
①取大米淘洗干净泡发备用。
②过好油的鸭肉与大米一同煮粥。
③粥将熟时加入干贝、盐、香菜、枸杞子、香油，煮沸即可。

芝麻小麦粥

原料

黑芝麻··················20 克
小麦····················80 克
白糖······················ 3 克

做法

❶ 小麦泡发洗净；黑芝麻洗净。
❷ 锅置火上，倒入清水，放入小麦煮开。
❸ 加入黑芝麻同煮至浓稠状，调入白糖拌匀即可。

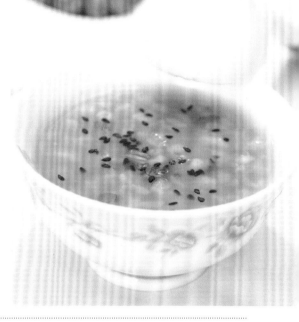

胡萝卜包菜酸奶粥

原料

大米····················70 克
酸奶················· 100 毫升
胡萝卜、包菜、盐、面粉各适量

做法

❶ 大米淘洗干净泡发；胡萝卜、包菜分别洗净切碎。
❷ 锅中注入适量清水，加入面粉与大米同煮至粥将熟时，加入胡萝卜、包菜、酸奶、盐煮沸即可。

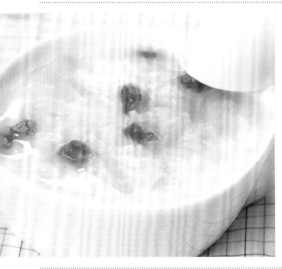

桂圆胡萝卜粥

原料

大米···················· 100 克
白糖···················· 15 克
桂圆···················· 10 克
胡萝卜···················· 半根

做法

❶ 大米淘洗干净，泡发；桂圆去壳洗净；胡萝卜洗净切碎。
❷ 锅置火上，注入适量水，加入桂圆、胡萝卜、大米，同煮成粥，粥将熟时，加入白糖调味，即可盛碗食用。

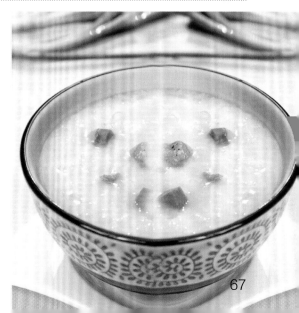

白萝卜红糖粥

原料

白萝卜·················30 克

大米·················100 克

红糖·················5 克

葱花·················适量

做法

❶ 大米洗净泡发；白萝卜去皮洗净，切块。

❷ 锅置火上，注水后，放入大米，用大火煮至米粒开花。

❸ 放入白萝卜，用小火煮至粥成，加入红糖调味，撒上葱花即可食用。

养生粥功效

　　白萝卜有下气宽中、消食化滞之效。红糖能健脾暖胃、祛风散寒、活血化淤。大米能补中益气、健脾和胃。三者合熬为粥有散寒止痛、活血化淤的功效。

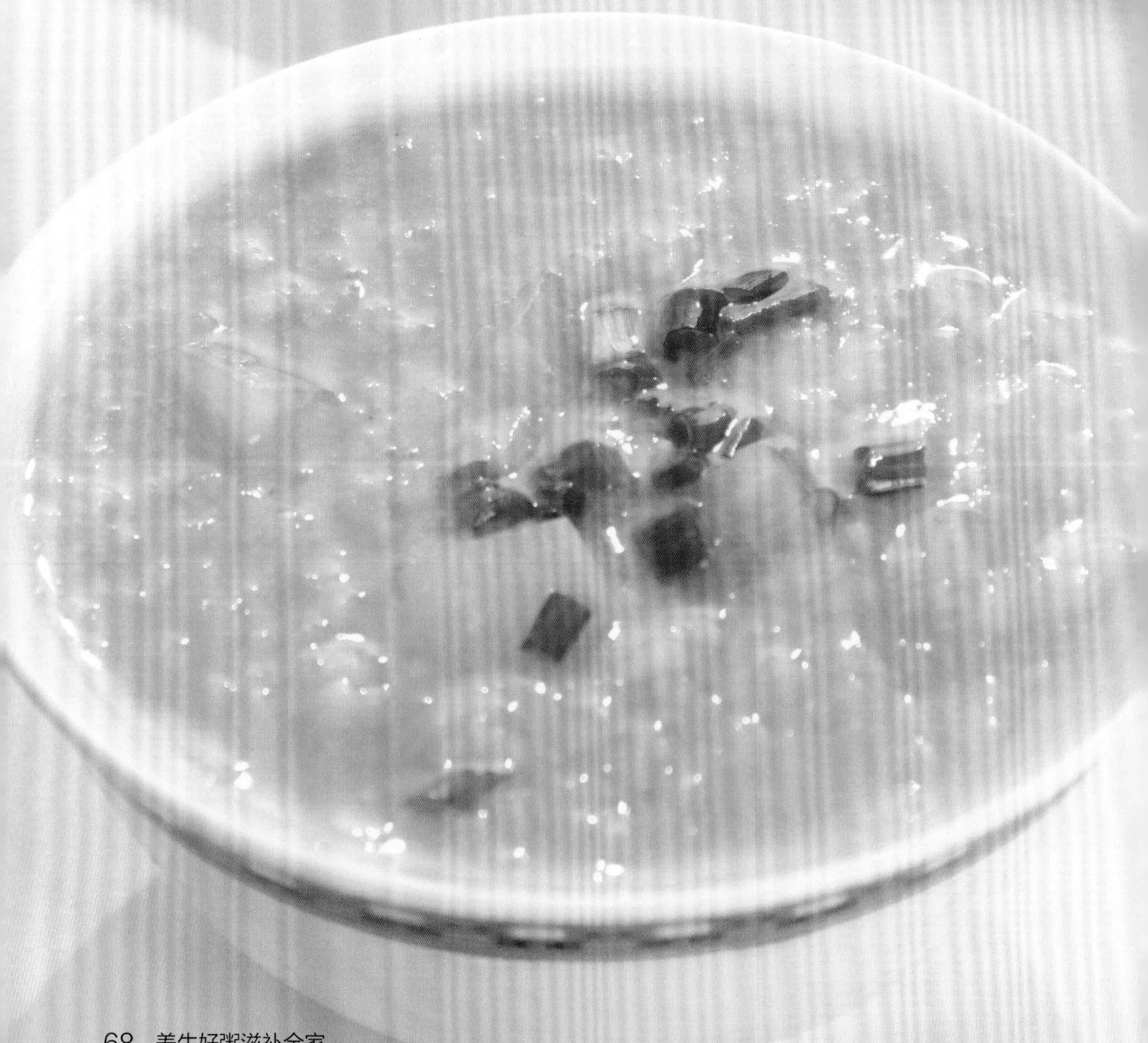

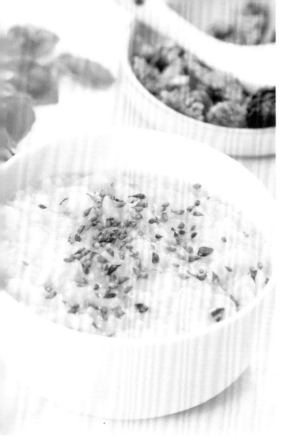

槐花粥

原料

大米·····················80克
白糖·····················3克
槐花·····················适量

做法

① 取大米淘洗干净，用清水浸泡半个小时，备用。

② 槐花洗净后放入锅中煎煮后取汁。

③ 槐花汁加入大米中同煮成粥，加白糖调味，即可盛碗食用。

养生粥功效

　　槐花有保持毛细血管的正常抵抗力、凉血止血、清肝泻火、降血压、清热解毒、预防中风的功效。大米、白糖、槐花合熬为粥，不仅香甜可口，还有降血压的功效，可用于高血压、高脂血症等症。

冬瓜竹笋粥

原料

大米·····················100克
盐·······················2克
葱花·····················3克
山药、冬瓜、竹笋各适量

做法

① 大米洗净，用水浸泡半个小时，备用；山药、冬瓜、竹笋分别洗净切块备用。

② 锅中注入适量清水、山药块、冬瓜块、竹笋块、大米，同煮至粥将熟时，加入盐、葱花，稍煮片刻，即可盛出食用。

养生粥功效

　　竹笋有"素菜第一品"等美誉，长期食用还有降血糖、降血压、防止动脉硬化等功效，适宜肥胖症、冠心病、高血压等患者食用。山药、冬瓜、竹笋、大米合熬为粥，有降血压的功效。

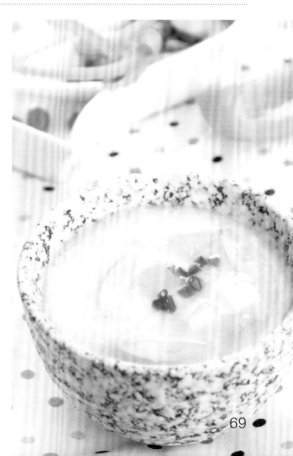

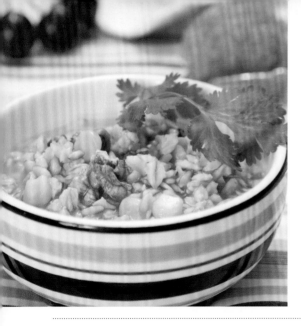

燕麦核桃仁粥

原料

燕麦······························50 克
核桃仁··························30 克
玉米粒··························30 克
鲜奶、白糖各适量

做法

❶ 燕麦与核桃仁、玉米粒冲洗干净。
❷ 将以上原料一起放入锅中，兑入鲜奶，大火煮沸后转小火熬煮成粥，加入白糖煮沸即可。

红枣杏仁粥

原料

大米·························· 100 克
红枣·························· 15 克
杏仁·························· 10 克
盐····························· 2 克

做法

❶ 大米淘洗干净，用水浸泡半个小时；红枣，杏仁洗净润透。
❷ 锅置火上入水，三者同煮成粥，加盐煮沸即可。

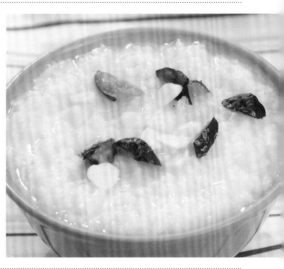

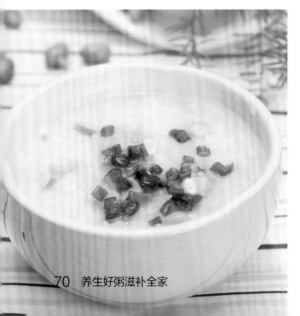

玉米核桃粥

原料

核桃仁··························20 克
玉米粒··························30 克
大米、葱、白糖各适量

做法

❶ 大米泡发洗净；玉米粒、核桃仁洗净；葱洗净切花。
❷ 大米与玉米粒一同煮开。
❸ 加入核桃仁同煮至浓稠状，调入白糖拌匀，撒上葱花即可。

核桃乌鸡粥

原料

乌鸡肉……………… 200 克
核桃…………………50 克
大米、枸杞子、姜末、鲜汤、
油、盐、葱花各适量

做法

① 核桃去壳，取肉；大米淘净泡发；枸杞子
洗净；乌鸡肉洗净，切块。

② 锅烧热，爆香姜末，下入乌鸡肉过油，倒
入鲜汤，下大米烧沸，下核桃肉和枸杞子
熬煮成粥，调入盐调味，撒上葱花即可。

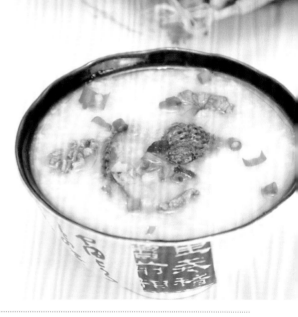

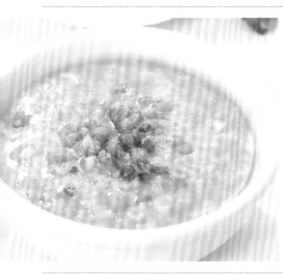

瘦肉豌豆粥

原料

大米………………… 100 克
猪瘦肉……………… 100 克
豌豆、盐、葱花、姜末、料酒、
酱油、色拉油各适量

做法

① 豌豆洗净；猪瘦肉洗净剁末；大米淘净，
用水浸泡半个小时，入锅，加清水烧开，
改中火，放姜末、豌豆煮至米粒开花。

② 入猪肉熬至粥浓稠，加调料、葱花即可。

山药香菇瘦肉粥

原料

大米…………………80 克
猪瘦肉……………… 100 克
山药、香菇、盐、葱花各适量

做法

① 香菇泡发，切片；山药去皮，洗净切块；
猪瘦肉洗净，切末；大米淘净，泡发。

② 锅中注水，下入大米、山药，大火烧开至
粥冒气泡时，下入猪瘦肉、香菇煮至猪瘦
肉变熟，改小火熬成粥，调入盐，撒上葱
花即可。

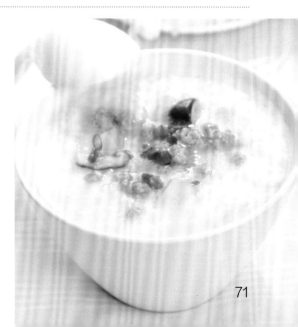

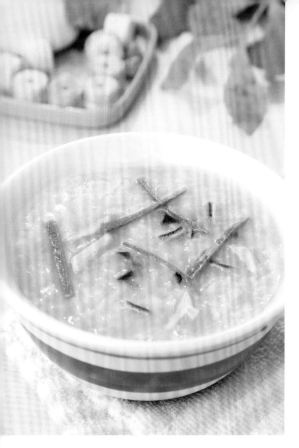

陈皮黄芪粥

原料
大米·························· 100 克
陈皮末······················ 15 克
黄芪························· 20 克
白糖························· 10 克
山楂·························· 5 克

做法
❶ 取大米淘洗干净泡发备用。
❷ 锅中加入陈皮末、黄芪、山楂、大米、适量清水同煮粥。
❸ 待粥将熟时加入白糖，稍煮即可。

养生粥功效
　　陈皮有理气健脾、燥湿化痰的功效。黄芪有补中益气、敛汗固表、托毒敛疮之功效。山楂有强心、降血脂、降血压的功效。陈皮、黄芪、山楂、大米合熬为粥，有益于扩张血管、持久降血压。

菠菜玉米枸杞子粥

原料
菠菜······················ 15 克
玉米粒···················· 15 克
枸杞子···················· 15 克
大米····················· 100 克
盐、味精各适量

做法
❶ 大米泡发洗净；枸杞子、玉米粒洗净；菠菜择去根，洗净，切成碎末。
❷ 锅置火上，注入清水后，放入大米、玉米粒、枸杞子用大火煮至米粒开花，再放入菠菜，用小火煮至粥成。
❸ 调入盐、味精入味即可。

养生粥功效
　　菠菜对津液不足、肠燥便秘、高血压等症有一定的疗效，与玉米合煮成粥具有保健作用。

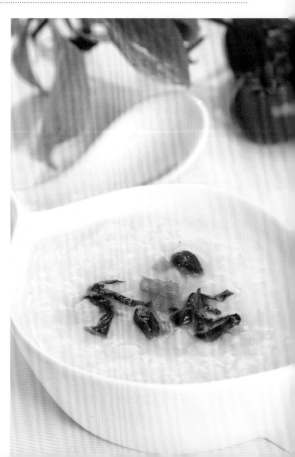

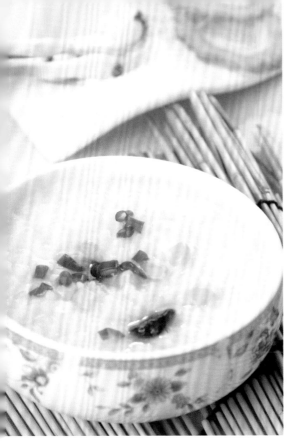

黑枣玉米粥

原料
玉米粒·····················20 克
黑枣·······················20 克
大米························ 100 克
白糖························· 6 克
葱花······················· 适量

做法
❶ 大米淘净，用清水浸泡半个小时，捞出沥干水分；玉米粒洗净；黑枣去核洗净。

❷ 锅置火上，注水后，放入大米，用大火煮至米粒绽开，放入黑枣、玉米，用小火煮至粥成，调入白糖，撒上葱花即成。

养生粥功效
黑枣有补血的功效。玉米有通便、健胃和降血压、血脂、胆固醇等作用。黑枣、玉米、大米合熬为粥，香甜可口，有更好的降血压的功效。

西红柿海带粥

原料
西红柿····················· 15 克
米饭······················· 1 碗
海带清汤··········· 250 毫升
盐························· 3 克
葱························· 3 克

做法
❶ 西红柿洗净，切丁；葱洗净，切花。

❷ 锅置火上，注入海带清汤后，放入米饭煮至沸。

❸ 放入西红柿，用小火煮至粥成，调入盐入味，撒上葱花即可。

养生粥功效
海带中富含多不饱和脂肪酸 EPA，能使血液的黏稠度降低，预防血管硬化疾病。因此，常吃海带能够预防心血管方面的疾病。

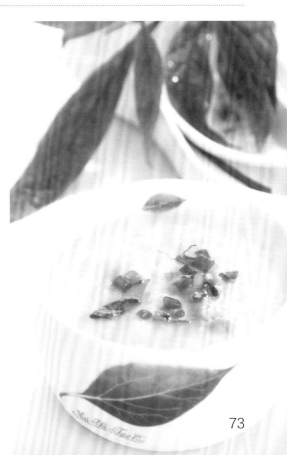

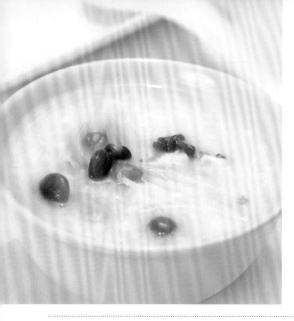

鳕鱼蘑菇粥

原料
大米……………………80 克
鳕鱼肉…………………50 克
蘑菇……………………20 克
青豆……………………20 克
枸杞子、盐、姜、香油各适量

做法
① 大米淘洗干净泡发；鳕鱼肉用盐腌渍后与大米同煮成粥。
② 粥将熟时加入洗好的蘑菇、青豆、枸杞子、盐、姜、香油，煮沸即可。

田螺芹菜咸蛋粥

原料
大米……………………80 克
田螺……………………30 克
咸鸭蛋…………………　1 个
芹菜、盐、料酒、胡椒粉、
香油、葱花各适量

做法
① 大米洗净泡发备用；田螺洗净炒后备用。
② 锅入水，加以上原料和咸鸭蛋煮至粥成，加盐、料酒、香油、葱花，稍煮即可。

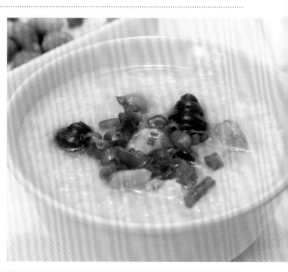

香菇枸杞子养生粥

原料
大米……………………80 克
枸杞子…………………10 克
红枣、水发香菇、盐、葱花各适量

做法
① 取大米洗净，用水浸泡半个小时，备用；枸杞子、红枣、香菇均洗净，润透切碎。
② 锅置火上，入水适量，加入大米、枸杞子、红枣、香菇，大火煮沸后转小火熬煮至粥熟时，加入盐调味，撒上葱花即可盛出食用。

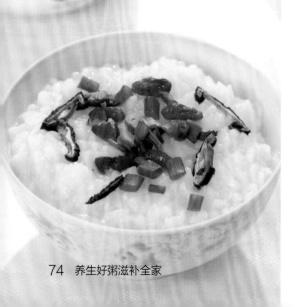

菠菜芹菜胡萝卜粥

原料

芹菜·····················20 克
菠菜·····················20 克
大米、胡萝卜、盐、味精各适量

做法

❶ 芹菜、菠菜均洗净，切碎；胡萝卜洗净切丁；大米洗净，冷水浸泡半个小时备用。

❷ 锅置火上，注入清水后，放入大米，用大火煮至米粒绽开，放胡萝卜、菠菜、芹菜，煮至粥成，调入盐、味精入味即可。

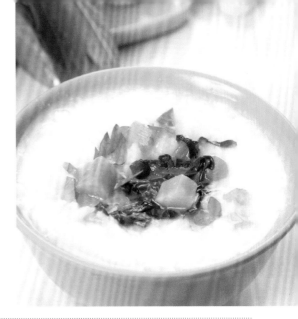

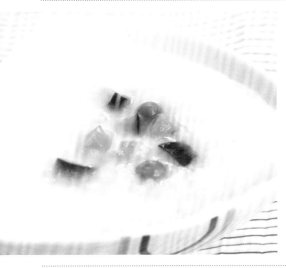

黄瓜胡萝卜粥

原料

黄瓜·····················15 克
胡萝卜·····················15 克
大米、盐、味精各适量

做法

❶ 大米淘洗干净，用水浸泡半个小时，备用；黄瓜、胡萝卜洗净，切成小块。

❷ 锅置火上，注入清水，放入大米，大火煮至米粒开花，放入黄瓜、胡萝卜，改用小火煮至粥成，调入盐、味精入味即可。

丝瓜胡萝卜粥

原料

鲜丝瓜·····················30 克
大米·····················100 克
胡萝卜、白糖各适量

做法

❶ 丝瓜去皮洗净，切片；胡萝卜洗净，切丁；大米泡发洗净。

❷ 锅置火上，注入清水，放入大米，用大火煮至米粒开花，放入丝瓜、胡萝卜，用小火煮至粥成，放入白糖调味即可食用。

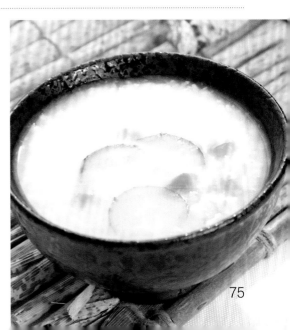

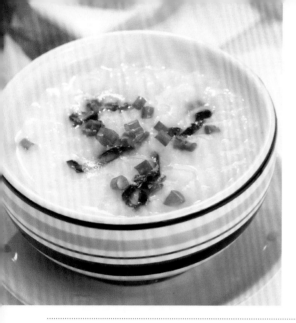

黑木耳粥

原料
黑木耳……………………20 克
大米…………………… 100 克
白糖、葱各适量

做法
① 大米泡发洗净；黑木耳泡发洗净，切丝；葱洗净，切花。
② 锅置火上，入水，放入大米，用大火煮至米粒绽开，放入黑木耳，改用小火煮至粥浓稠时，加入白糖调味，撒上葱花即可。

土豆葱花粥

原料
土豆…………………………30 克
大米…………………… 100 克
盐、葱各适量

做法
① 土豆去皮洗净，切小块；大米泡发洗净；葱洗净，切花。
② 锅置火上入水，放入大米煮至米粒绽开。
③ 放入土豆，用小火煮至粥成，调入盐，撒上葱花即可。

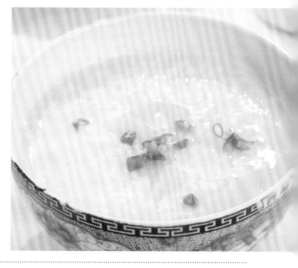

双瓜胡萝卜粥

原料
黄瓜…………………………30 克
苦瓜…………………………30 克
胡萝卜………………………30 克
大米、冰糖各适量

做法
① 大米淘洗干净，泡发半个小时；黄瓜、苦瓜洗净，切成小块；胡萝卜洗净，切丁。
② 锅置火上，入水，放入大米煮至米粒绽开。
③ 然后放入黄瓜、苦瓜、胡萝卜用小火煮至粥成，再下入冰糖，煮至溶化即可食用。

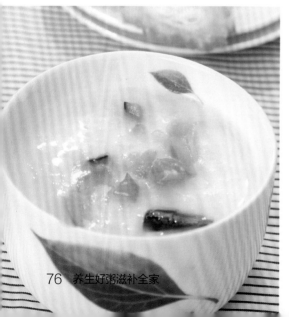

莴笋粥

原料

莴笋··················20 克
大米·················· 100 克
盐、味精、香油、葱各适量

做法

❶ 莴笋去皮洗净，切丝；大米淘洗干净，泡发；葱洗净，切花。

❷ 锅置火上，倒入清水后，放入大米用大火煮至米粒绽开。

❸ 放入莴笋丝，改用小火煮至粥成，调入盐、味精、香油，撒上葱花即可。

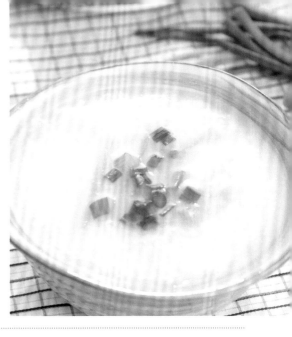

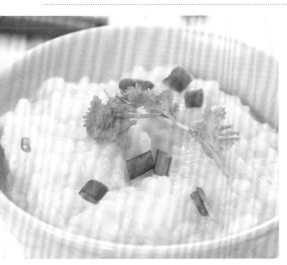

肉桂粥

原料

大米·················· 100 克
白糖·················· 3 克
肉桂、葱花各适量

做法

❶ 大米淘洗干净，用水浸泡半个小时备用；肉桂洗净，润透。

❷ 锅置火上，入水适量，下入大米、肉桂同煮至粥成，加入白糖、葱花，待其煮沸即可食用。

红枣糯米粥

原料

桂圆··················20 克
荔枝··················20 克
红枣·················· 10 克
糯米、冰糖各适量

做法

❶ 将糯米洗净泡发，放入锅中。

❷ 桂圆、荔枝去壳取肉，红枣去核，一起放入锅中煮至米粒开花，加入冰糖熬至溶化后调匀即可。

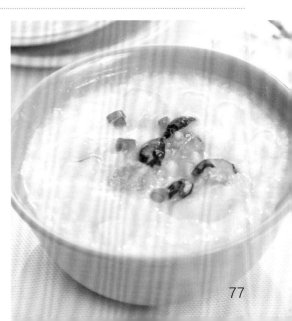

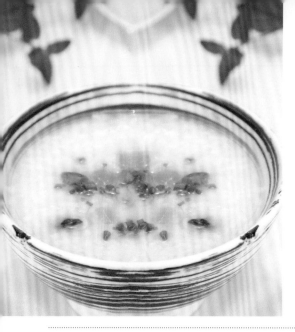

枸杞子木瓜粥

原料

枸杞子⋯⋯⋯⋯⋯⋯ 10 克

木瓜⋯⋯⋯⋯⋯⋯⋯50 克

糯米、白糖、葱花各适量

做法

❶ 糯米洗净，用清水浸泡；枸杞子洗净；木瓜切开取果肉，切成小块。

❷ 锅置火上，入糯米，加清水煮至八成熟。

❸ 放入木瓜、枸杞子煮至米烂，加白糖调匀，撒葱花便可。

油菜枸杞子粥

原料

鲜油菜叶⋯⋯⋯⋯⋯ 100 克

枸杞子⋯⋯⋯⋯⋯⋯⋯ 10 克

大米、盐、味精各适量

做法

❶ 油菜叶洗净，切碎；枸杞子洗净；大米泡发洗净。

❷ 锅置火上，入水，下大米，大火煮至米粒绽开，放入油菜叶、枸杞子，用小火慢慢煮至粥浓稠时，加盐、味精调味即可。

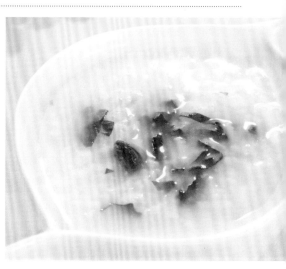

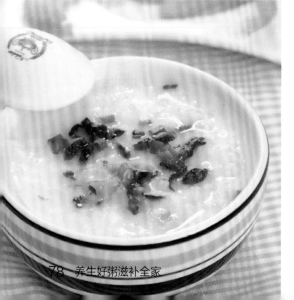

黑木耳枸杞子粥

原料

糯米⋯⋯⋯⋯⋯⋯⋯80 克

黑木耳⋯⋯⋯⋯⋯⋯ 15 克

红枣、枸杞子、盐、葱各适量

做法

❶ 糯米洗净浸泡；黑木耳泡发切丝；红枣去核洗净切块；枸杞子洗净；葱洗净切花。

❷ 锅上火入水、糯米煮至米粒绽开，入黑木耳、红枣、枸杞子，小火煮至粥成时，调入盐，撒上葱花即可。

豆芽玉米粥

原料
黄豆芽······················20 克
玉米粒······················20 克
大米、盐、香油各适量

做法
1. 玉米粒洗净；黄豆芽洗净，摘去根部；大米淘洗干净，泡发半个小时。
2. 锅置火上，入水，放入大米、玉米粒用大火煮至米粒开花，再放入黄豆芽，改用小火煮至粥成，调入盐、香油搅匀即可。

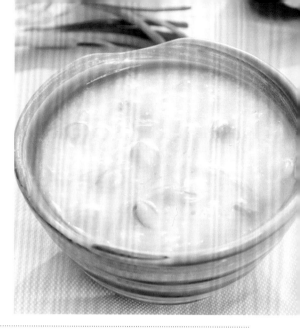

豆浆玉米粥

原料
鲜豆浆··············· 120 毫升
大米······················80 克
玉米粒、豌豆各········30 克
冰糖、葱花、胡萝卜丁各适量

做法
1. 大米淘净泡发；玉米粒、豌豆均洗净。
2. 锅置火上，入水，下大米煮沸，加玉米粒、豌豆、胡萝卜同煮至熟，注入鲜豆浆，放入冰糖，同煮至浓稠状，撒上葱花即可。

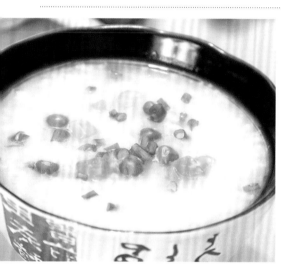

玉米山药粥

原料
大米····················· 100 克
盐······················· 2 克
玉米粒、山药、黄芪各 20 克

做法
1. 玉米粒洗净；山药去皮洗净，切块；黄芪洗净，切片；大米淘洗干净泡发。
2. 锅置火上，入水，放入大米，用大火煮至米粒绽开，放入玉米粒、山药、黄芪。
3. 改用小火熬煮至粥黏稠，调入盐入味，即可盛出食用。

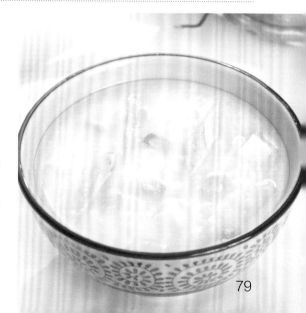

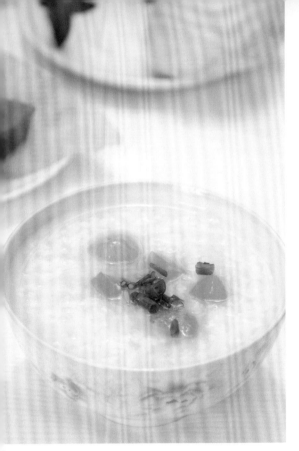

木瓜葡萄粥

原料

木瓜……………………30 克
葡萄……………………20 克
大米…………………… 100 克
白糖、葱花各适量

做法

❶ 大米淘洗干净，放入清水中浸泡；木瓜切
　　开取果肉，切成小块；葡萄去皮、去核，
　　洗净。
❷ 锅置火上，入水，放入大米煮至八成熟。
❸ 放入木瓜、葡萄煮至米烂，放入白糖稍煮
　　后调匀，撒上葱花便可。

养生粥功效

　　葡萄含有糖类、蛋白质、脂肪等营养成分，
可舒筋活血、开胃健脾、助消化。木瓜有理脾
和胃、平肝舒筋等功效，对缓解冠心病有一定
的功效。

南瓜黑木耳粥

原料

糯米………………… 100 克
南瓜……………………20 克
黑木耳………………… 15 克
盐…………………… 3 克
葱花………………… 3 克

做法

❶ 糯米洗净泡发，放入锅中熬煮。
❷ 将洗净切好的南瓜、黑木耳一起放入锅
　　中，与糯米同煮至粥成。
❸ 加入盐、葱花，待其煮沸即可食用。

养生粥功效

　　南瓜可降低血糖、驱虫解毒，可减少粪便
中的毒素对人体的危害，防止结肠癌的发生，
对高血压、糖尿病有预防和辅助治疗的作用。

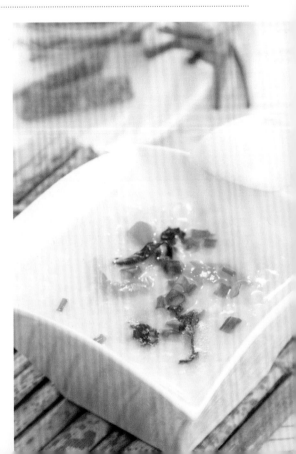

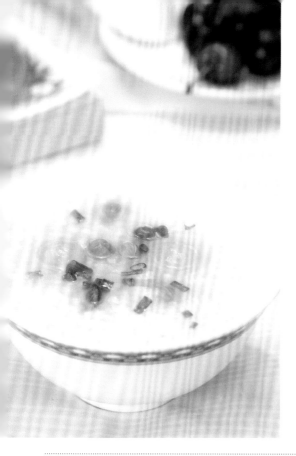

杏梨粥

原料

杏仁·····················30 克
雪梨·····················30 克
大米·····················90 克
白糖·····················5 克
葱························5 克

做法

❶ 大米泡发洗净；雪梨去皮洗净，切成小块；杏仁洗净；葱洗净切花。

❷ 锅置火上，注入水，放入大米，用大火煮至米粒开花后，加入雪梨、杏仁用小火熬至粥浓稠，加白糖入味，撒上葱花即可。

养生粥功效

杏仁常被人们称为"抗癌之果"，雪梨有润肺消痰的功效，合熬为粥，经常食用有降压抗癌的功效。

陈皮白术粥

原料

陈皮·····················10 克
白术·····················10 克
大米·····················100 克
盐························2 克

做法

❶ 大米泡发洗净；陈皮洗净，切丝；白术洗净，加水煮好，取汁待用。

❷ 锅置火上，倒入熬好的汁，放入大米，以大火煮开，加入陈皮，再以小火煮至浓稠状，调入盐拌匀即可。

养生粥功效

陈皮可辛散通温、理气，白术可健脾益气、燥湿利水、止汗，陈皮、白术、大米合熬为粥，能健脾暖胃、散寒止痛、活血化淤。

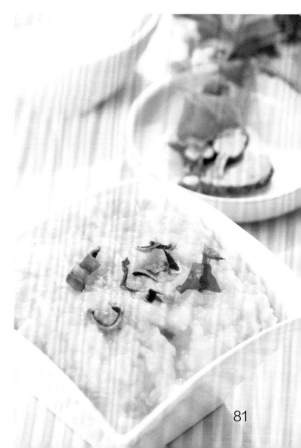

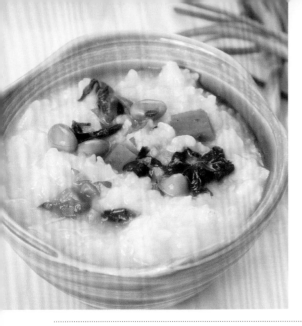

南瓜菠菜粥

原料

大米·····················90克
南瓜·····················50克
菠菜·····················50克
豌豆·····················50克
盐、味精各适量

做法

❶ 取大米淘洗干净，泡发半个小时后熬煮。
❷ 将切好的南瓜、菠菜、豌豆与大米同煮。
❸ 加入盐，味精煮沸即可。

香菜胡萝卜粥

原料

高粱米·····················80克
胡萝卜·····················30克
香菜段、盐、葱花各适量

做法

❶ 取高粱米淘洗干净，用水浸泡半个小时，
　 备用；胡萝卜洗净，切小块。
❷ 锅置火上，入水适量，下入高粱米、胡萝
　 卜块同煮至粥成，加入盐、葱花、香菜段
　 煮沸即可。

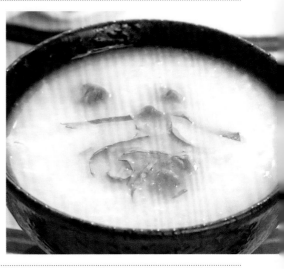

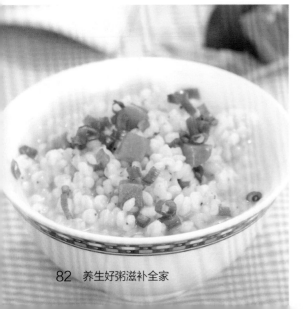

高粱胡萝卜粥

原料

高粱米·····················80克
胡萝卜·····················30克
盐·························· 3克
葱花·························· 2克

做法

❶ 取高粱米淘洗干净，用水浸泡半个小时，
　 备用；胡萝卜洗净，切小块。
❷ 锅置火上，入水适量，下入高粱米、胡萝
　 卜块同煮至粥成，加入盐、葱花煮沸即可。

白菜薏米粥

原料

大米·····················40克

薏米·····················40克

芹菜、白菜、盐各适量

做法

❶ 大米淘洗干净，用水浸泡半个小时。

❷ 锅中注入适量清水，加入薏米、芹菜、白菜、大米，共煮至粥将熟时，加入盐，稍煮即可。

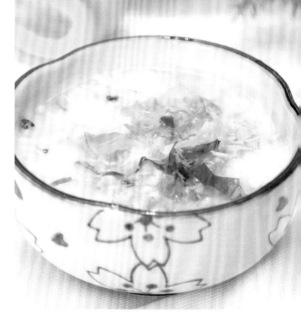

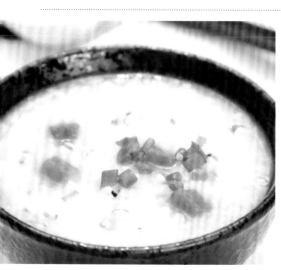

胡萝卜薏米粥

原料

胡萝卜丁·················30克

薏米·····················30克

大米·····················80克

白糖····················· 3克

做法

❶ 将大米、薏米淘洗干净泡发，大火煮沸后转小火煮至米粒开花。

❷ 加入胡萝卜丁同煮至浓稠，加入白糖拌匀即可。

橘皮粥

原料

橘皮····················· 15克

大米·····················50克

葱花、白糖各适量

做法

❶ 橘皮洗净，润透后烘干，研为细末；大米淘洗干净，用清水浸泡半个小时。

❷ 锅置火上，入水适量，下入大米，大火煮沸后转小火熬煮成粥，粥熟时放入橘皮末拌匀，加入白糖调味，撒入葱花即可。

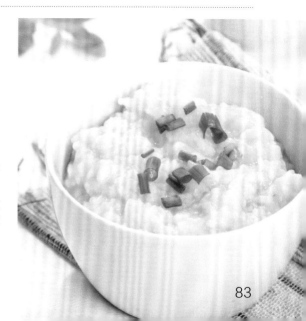

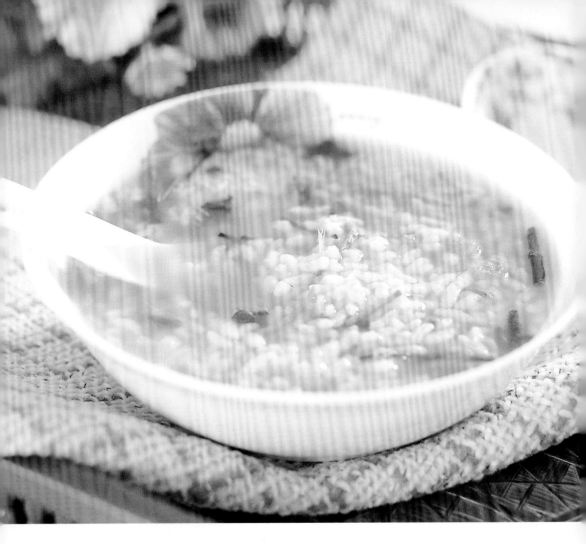

复方鱼腥草粥

原料

鱼腥草·····················10 克

金银花·····················10 克

生石膏·····················10 克

竹茹·····················10 克

大米·····················100 克

冰糖·····················10 克

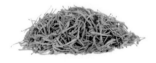

金银花： 清热解毒、消炎杀菌

做法

❶ 鱼腥草、金银花、生石膏、竹茹分别洗净，备用。

❷ 将以上药材下入砂锅中，加300毫升清水，以大火煎煮，至药汁约剩100毫升，去渣留汁。

❸ 净锅置火上，下入大米及适量清水，兑入药汁，共煮为粥，再加冰糖稍煮。

养生粥功效

　　鱼腥草能增强人体免疫功能，金银花可宣散风热、清热解毒，竹茹有清热止呕、安神除烦之效。三者同食，能加强排毒作用。

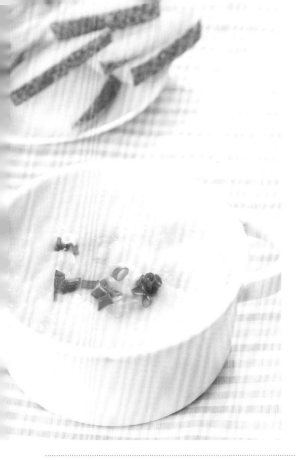

冬瓜白果姜粥

原料

大米……………… 100 克

冬瓜……………… 25 克

白果、姜末、盐、胡椒粉、葱花各适量

做法

❶ 大米淘洗干净泡发；冬瓜去皮洗净，切块备用。

❷ 锅中注入适量清水，加入大米、冬瓜、白果、姜末，同煮。

❸ 粥将熟时加入盐、胡椒粉、葱花，煮沸即可食用。

养生粥功效

　　冬瓜有除烦解燥、降低血糖、保护肾脏、美容减肥的功效。白果有延缓衰老、美容养颜、降低血脂和血糖、预防心脑血管疾病等作用。

麻仁粥

原料

大米……………… 50 克

麻仁……………… 5 克

做法

❶ 取大米淘洗干净，用水浸泡半个小时后放入锅中熬煮成粥。

❷ 麻仁洗净，放净锅中加水煎煮取汁。

❸ 待大米将熟时加入麻仁汁煮沸即可。

养生粥功效

　　麻仁有润燥、滑肠、通淋、活血的功效，可用来治疗体质虚弱、津血枯少的肠燥便秘、消渴、热淋、痢疾等病症。此粥适宜老人、产妇等体质虚弱者食用。

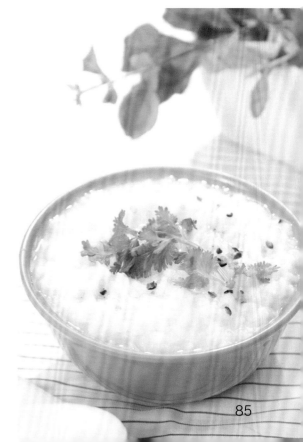

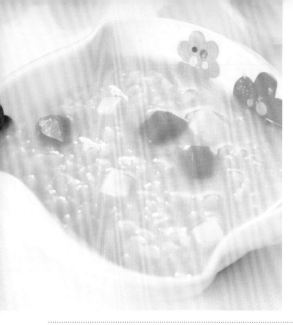

山药鸡蛋南瓜粥

原料

大米·····················90 克
山药·····················30 克
鸡蛋黄····················· 1 个
南瓜、盐、味精各适量

做法

1. 大米洗净泡发；山药去皮洗净切块。
2. 锅中注入适量水，加入大米、山药、鸡蛋黄、南瓜，同煮至粥将熟时，加入盐、味精煮沸即可。

姜丝红枣粥

原料

大米····················· 100 克
红枣·····················30 克
姜丝、盐、葱花各适量

做法

1. 大米淘洗干净泡发；红枣洗净切片。
2. 锅中注入适量清水，加入红枣、大米大火煮沸后，转小火熬煮成粥。
3. 粥将熟时加入姜丝、盐、葱花，稍煮即可。

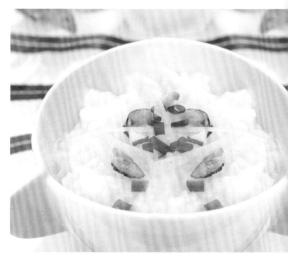

姜丝辣椒粥

原料

大米····················· 100 克
姜丝·····················20 克
红辣椒·····················20 克
盐、葱花各适量

做法

1. 大米洗净，用水浸泡半个小时，备用。
2. 锅置火上，入清水适量，下入大米、红辣椒、姜丝，大火煮沸后转小火熬煮。
3. 粥将熟时加入盐、葱花，稍煮即可食用。

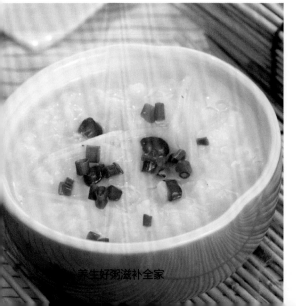

鲜藕雪梨粥

原料

大米⋯⋯⋯⋯⋯⋯80克
蜂蜜⋯⋯⋯⋯⋯⋯ 5毫升
莲藕、红枣、雪梨各20克

做法

❶ 雪梨、莲藕去皮洗净，切片；红枣去核洗净；大米淘洗干净熬煮至米粒开花。

❷ 放入雪梨、红枣、莲藕小火熬煮至粥成后，调入蜂蜜即可盛碗食用。

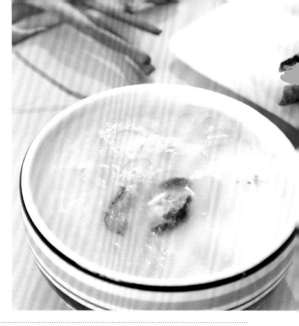

黄花菜芹菜粥

原料

干黄花菜⋯⋯⋯⋯⋯⋯ 15克
芹菜⋯⋯⋯⋯⋯⋯ 15克
大米、香油、盐、味精各适量

做法

❶ 芹菜洗净，切成小段；干黄花菜泡发洗净；大米淘洗干净，泡发半个小时。

❷ 大米入锅，大火煮至米粒绽开，放入芹菜、干黄花菜熬煮至粥成，调入盐、味精，滴入香油即可。

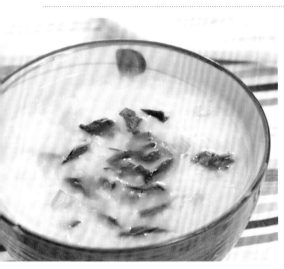

芹菜红枣粥

原料

芹菜⋯⋯⋯⋯⋯⋯20克
红枣⋯⋯⋯⋯⋯⋯20克
大米、盐、味精各适量

做法

❶ 芹菜洗净，取梗切成小段；红枣去核洗净；大米淘洗干净泡发。

❷ 锅置火上，注入水后，放入大米、红枣，用大火煮至米粒开花，放入芹菜梗，改用小火煮至粥浓稠时，调入盐、味精即可。

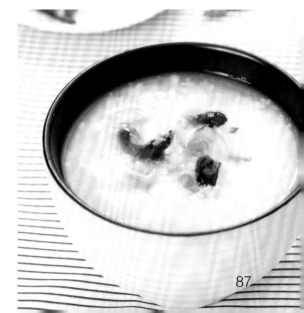

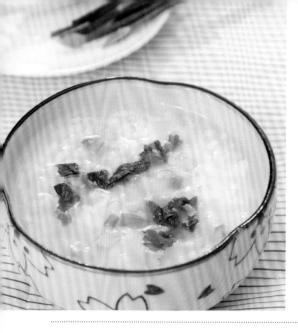

芹菜玉米粥

原料

大米··················· 100 克
芹菜···················30 克
玉米粒···················30 克
盐、味精各适量

做法

❶ 芹菜洗净切碎；玉米粒洗净；大米洗净泡发。

❷ 锅置火上，注水后，放入大米用大火煮至米粒绽开，放入芹菜、玉米粒，改用小火焖煮至粥成，调入盐、味精入味即可食用。

益母草红枣粥

原料

益母草嫩叶··············20 克
红枣·····················10 颗
大米、红糖各适量

做法

❶ 大米淘洗干净泡发；红枣去核，切成小块；益母草嫩叶洗净切碎。

❷ 大米与适量清水煮开。

❸ 放入红枣煮至粥呈浓稠状时，下入益母草，调入红糖拌匀即可。

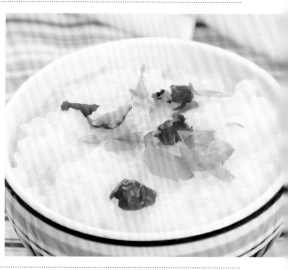

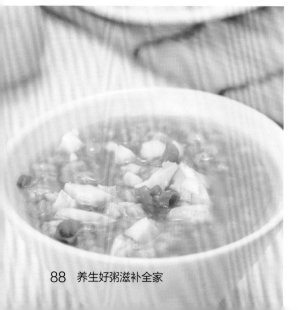

鸡蛋小麦葱香粥

原料

鸡蛋··················· 1 个
小麦··················· 100 克
盐、香油、胡椒粉、葱花各适量

做法

❶ 小麦洗净，放入清水中浸泡；鸡蛋洗净，煮熟后切碎。

❷ 锅置火上，注入清水，放入小麦，大火煮沸后转小火煮至粥将成。

❸ 再放入鸡蛋，加盐、香油、胡椒粉调匀，撒上葱花即可。

牛奶苹果粥

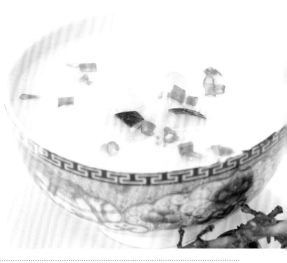

原料

苹果······················50 克

牛奶··················· 100 毫升

大米、冰糖、葱花各适量

做法

❶ 大米淘洗干净，放入清水中浸泡；苹果洗净切小块。

❷ 锅置火上，注入清水适量，放入大米，大火煮沸后转小火煮至八成熟。

❸ 放入苹果煮至米粒开花，放入牛奶、冰糖稍煮调匀，撒上葱花便可。

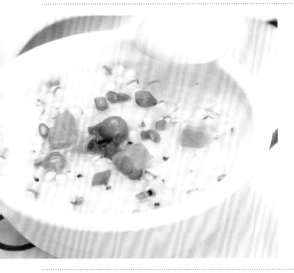

薏米豌豆粥

原料

大米······················70 克

薏米······················20 克

豌豆、胡萝卜、白糖各适量

做法

❶ 大米、薏米、豌豆分别洗净；胡萝卜去皮洗净切块。

❷ 锅中注入适量清水，加入大米、薏米、豌豆，同煮，粥将熟时，倒入胡萝卜块，煮至浓稠状，加入白糖即可。

桂圆糯米粥

原料

糯米··················· 100 克

桂圆肉··················50 克

白糖··················· 5 克

姜丝··················· 5 克

做法

❶ 糯米、桂圆肉分别洗净，糯米泡发。

❷ 锅中注入适量清水，加入糯米、桂圆、姜丝，同煮，待粥将熟时，加入白糖煮沸即可食用。

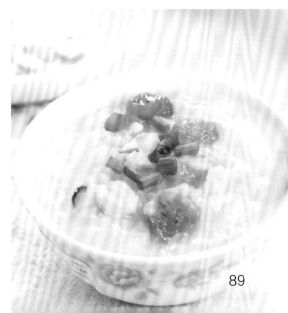

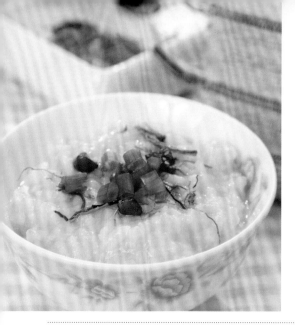

细辛枸杞子粥

原料
细辛·····················15 克
枸杞子·················· 10 克
大米·····················50 克
盐、葱各适量

做法
① 大米洗净；细辛洗净；葱洗净切成葱花。
② 锅置火上，入水，放入大米，煮至米粒开花，再加入枸杞子和细辛，转小火熬煮。
③ 待粥煮至浓稠，调入盐，撒上葱花即可。

猪脑粥

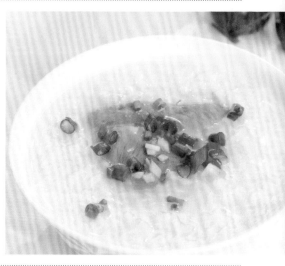

原料
猪脑····················· 1 个
大米····················· 100 克
葱末、姜末、料酒、盐各适量

做法
① 大米淘净泡发；猪脑浸泡，洗净；将猪脑装入碗中，加姜末、料酒，入锅中蒸熟。
② 锅中注水，下入大米，倒入蒸猪脑的原汤，熬至粥将成时，下入猪脑，再煮5分钟，调入盐，撒上葱末。

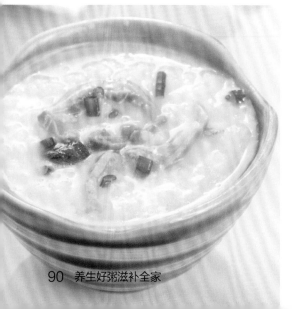

猪肚槟榔粥

原料
槟榔·····················10 克
猪肚·····················80 克
白术、大米、姜末、盐、葱花各适量

做法
① 大米淘洗干净，用清水浸泡半个小时，备用；猪肚洗净切条；白术、槟榔洗净。
② 锅置火上，入水适量，下入大米大火煮沸后转小火熬煮至粥将成，下入猪肚、白术、槟榔、姜末，转中火熬煮。
③ 待粥将成时，加入盐，撒上葱花即可。

银耳枸杞子粥

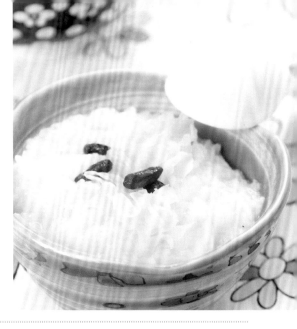

原料

银耳·························· 10 克
枸杞子······················ 15 克
大米·························· 50 克
白糖·························· 10 克

做法

❶ 银耳泡发，洗净，撕成小朵备用；枸杞子用温水泡发至回软。

❷ 大米煮成稀粥，放入银耳、枸杞子同煮至粥黏稠，调入白糖拌匀后即可食用。

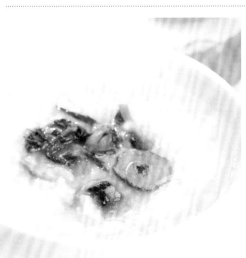

乌梅山楂青菜粥

原料

乌梅·························· 20 克
山楂·························· 20 克
青菜、大米、冰糖各适量

做法

❶ 大米淘洗干净，用清水浸泡；山楂洗净；青菜洗净后切丝。

❷ 锅置火上，入水，放入大米大火煮沸后转小火煮至七成熟，放入山楂、乌梅稍煮，放入冰糖煮至溶化，撒青菜丝稍煮即可。

香菇双蛋粥

原料

皮蛋·························· 1 个
鸡蛋·························· 1 个
大米·························· 100 克
香菇、虾米、盐、葱花各适量

做法

❶ 大米洗净；鸡蛋煮熟后切丁；皮蛋去壳，洗净切丁；香菇洗净，切末；虾米洗净。

❷ 锅置火上入水，放入大米煮至五成熟，下入皮蛋、鸡蛋、香菇末、虾米煮至粥成，加入盐，撒上葱花即可。

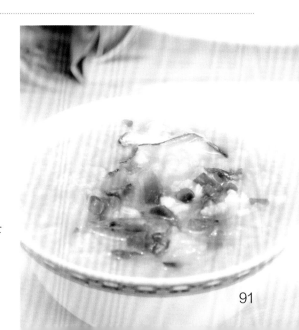

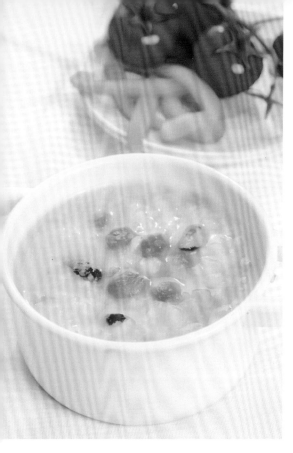

红枣玉米胡萝卜粥

原料

大米·····················90 克

红枣、玉米粒、胡萝卜、桂圆肉、
白糖各适量

做法

❶ 红枣、玉米粒、大米分别洗净备用；胡萝
   卜洗净切块。

❷ 锅中注入适量清水，放入大米、红枣、玉
   米粒、桂圆肉、胡萝卜块，共熬粥。

❸ 小火熬至粥呈浓稠状时，调入白糖即可。

养生粥功效

红枣健脾和胃、养血安神，玉米调中和胃，
桂圆补益心脾、养血宁神，三者合煮成粥可辅
助治疗肝炎等症。

百合桂圆薏米粥

原料

薏米····················· 100 克

百合·····················25 克

桂圆肉····················25 克

白糖、葱花各适量

做法

❶ 薏米洗净，浸泡。

❷ 锅入水、百合、桂圆肉与薏米，同煮粥。

❸ 粥将熟时加入白糖、葱花煮沸即可。

养生粥功效

百合具有润肺清心的作用。桂圆具有滋养
补益的效用，对于失眠、心悸等症有作用。薏
米具有除湿、利尿、改善人体新陈代谢的作用。
三者合煮成粥，适合各类人群，尤其是肝炎患
者食用。

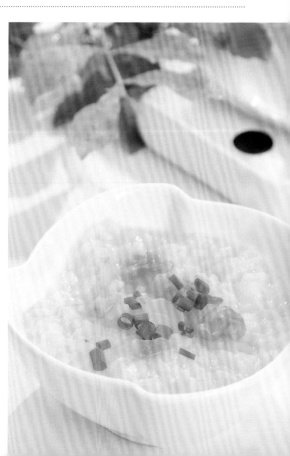

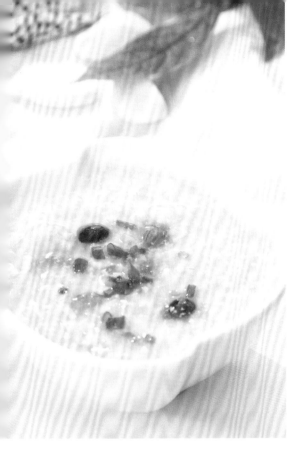

豆腐杏仁花生粥

原料

大米……………… 110 克

盐………………… 2 克

味精……………… 1 克

豆腐、南杏仁、花生仁各 20 克

做法

1. 豆腐洗净切小块；大米淘洗干净，用清水浸泡半个小时，备用。
2. 锅置火上注水，放入大米用大火煮至米粒开花。
3. 放入南杏仁、豆腐、花生仁，改用小火煮至粥浓稠时，调入盐、味精即可。

养生粥功效

　　豆腐能补益、清热，常食可有补脾益胃、清热润燥、利小便、解热毒的功效，可辅助治疗乳腺炎。

黄花菜瘦肉粥

原料

大米………………80 克

猪瘦肉、干黄花菜、枸杞子、
盐、味精、葱花各适量

做法

1. 取大米淘洗干净泡发；猪瘦肉切末备用。
2. 锅中加入水、大米、猪瘦肉、干黄花菜，大火煮沸后，转小火熬煮至粥将成。
3. 加入枸杞子、盐、味精、葱花，煮沸后，即可盛碗食用。

养生粥功效

　　枸杞子不仅有润肺止咳、保护肝肾的作用，还可降低血脂、血糖。猪瘦肉可以滋阴、润燥、补虚养血，对热病伤津、便秘、咳嗽等病症有较好的食疗作用。

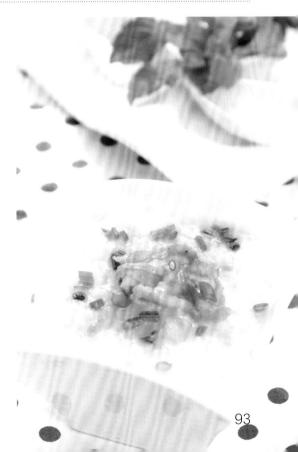

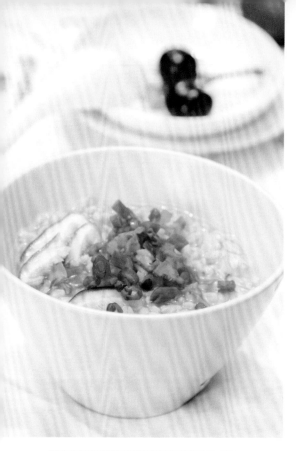

香菇燕麦粥

原料

香菇······················30 克
白菜······················30 克
燕麦片····················60 克
盐、葱各适量

做法

1 燕麦片洗净泡发；香菇洗净切片；白菜洗净切丝；葱洗净切花。
2 锅置火上，入水，放入燕麦片大火煮开。
3 加入香菇、白菜同煮至浓稠状，调入盐拌匀，撒上葱花即可。

养生粥功效

　　香菇能提高人体免疫力、延缓衰老、降血压、降血脂、降胆固醇；燕麦有"天然美容师"之称，有益肝和胃、养颜护肤、降血糖的功效。香菇为动风食物，顽固性皮肤瘙痒症患者忌食。

胡萝卜罗汉果粥

原料

罗汉果····················15 克
郁李仁····················15 克
大米······················100 克
胡萝卜丁、玉米粒、冰糖各适量

做法

1 大米淘净，入清水浸泡；罗汉果放入纱布袋，扎紧封口，入锅中加适量清水熬汁。
2 锅置火上，入大米、郁李仁，加清水、罗汉果汁煮至八成熟，放入胡萝卜丁、玉米粒煮至米粒开花，放入冰糖熬煮调匀。

养生粥功效

　　罗汉果有清热解毒、散寒燥湿、化痰止咳的功效。常食用此粥，可辅助治疗乳腺炎。

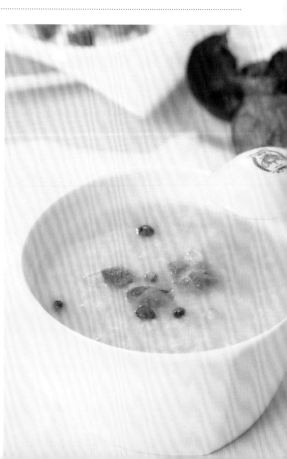

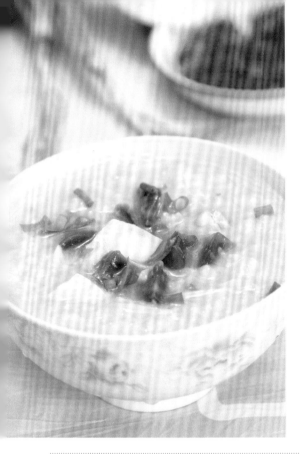

鸡肉豆腐蛋粥

原料

鸡肉·····················30 克
豆腐·····················30 克
皮蛋····················· 1 个
姜末、大米、盐、食用油、葱花各适量

做法

❶ 大米淘洗干净，放入清水中浸泡半个小时；鸡肉洗净切小块；豆腐洗净切方块；皮蛋去壳，洗净切小丁。

❷ 锅入油烧热，下鸡肉块，加盐炒熟盛出。

❸ 锅置火上入水，放入大米大火煮沸后转小火煮至五成熟，放入皮蛋、鸡肉、豆腐、姜末熬煮至粥成，放入盐，撒葱花即可。

养生粥功效

豆腐为补益清热的养生食品，常食可补中益气。鸡肉可补虚填精，两者合煮成粥，适宜营养不良、乏力疲劳者食用。

美味蟹肉粥

原料

大米·················· 100 克
蟹·················· 1 只
味精、姜末、白醋、酱油、
盐、葱花各适量

做法

❶ 取大米淘洗干净泡发煮粥。

❶ 蟹洗净蒸熟，挑出蟹肉，与大米同煮至米粒绽开。

❸ 再加入盐、味精、姜末、白醋、酱油、葱花煮沸即可。

养生粥功效

蟹肉中含有丰富的营养物质，具有清热解毒、散结、补骨填髓、养筋活血、通经络、利关节、滋肝阴、充胃液之功效，对淤血、损伤、黄疸、腰腿酸疼和风湿性关节炎等疾病有一定的食疗效果。

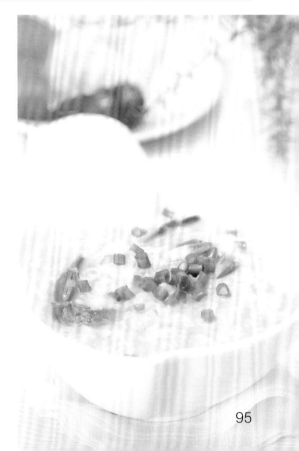

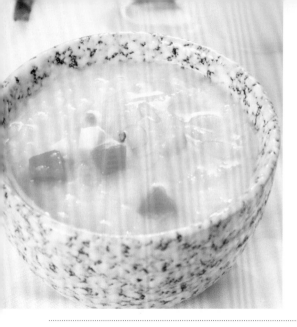

山药藕片南瓜粥

原料

大米·······················90 克

山药·······················30 克

南瓜·······················25 克

玉米粒、藕片、盐各适量

做法

❶ 山药去皮洗净，切块；藕片、玉米粒洗净；南瓜去瓤去皮洗净，切丁。

❷ 锅入水，下大米大火煮沸，放入山药、藕片、南瓜、玉米粒，改小火煮至粥成、闻到香味时，放入盐调味，即可食用。

山药青豆竹笋粥

原料

大米······················ 100 克

山药······················25 克

竹笋、青豆、盐、味精各适量

做法

❶ 山药去皮洗净，切块；竹笋洗净，切片；青豆洗净；大米淘洗干净泡发。

❷ 锅入水，放入大米，大火煮沸，放入山药、竹笋、青豆，改小火煮至粥成，调入盐、味精入味，稍煮片刻即可。

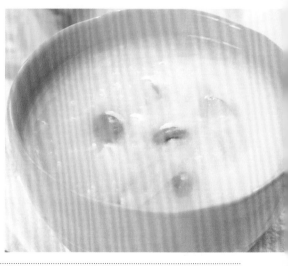

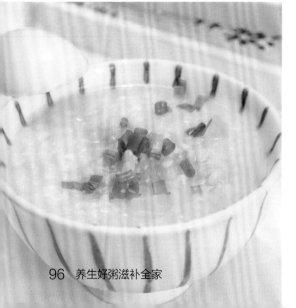

蛋黄山药粥

原料

大米·······················80 克

山药·······················20 克

熟鸡蛋黄····················· 2 个

盐、香油、葱花各适量

做法

❶ 大米淘净，泡发；山药洗净，碾成粉末。

❷ 锅置火上，入水适量，放入大米，大火煮沸后转小火煮至八成熟。

❸ 放入山药粉煮至米粒开花，再放入研碎的鸡蛋黄，加盐、香油调匀，撒葱花即可。

桂圆粥

原料
桂圆肉·····················15 克
大米·····················100 克
盐·······················2 克
葱花·····················5 克

做法
① 大大米淘洗干净泡发；桂圆肉洗净。
② 锅置火上，加入适量清水，放入大米，以
大火煮开，加入桂圆肉同煮片刻，再以小
火煮至浓稠状，调入盐拌匀，撒上葱花即
可食用。

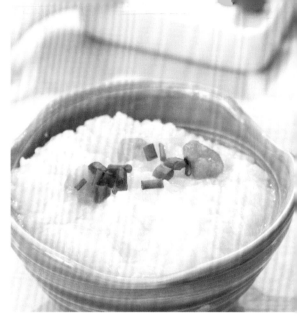

桂圆胡萝卜粥

原料
桂圆肉·····················20 克
胡萝卜·····················20 克
大米·····················100 克
白糖·····················15 克

做法
① 大米、桂圆肉洗净；胡萝卜洗净切小块。
② 锅置火上，注入清水，放入大米，用大火
煮至米粒绽开，放入桂圆肉、胡萝卜，改
用小火煮至粥成，调入白糖即可。

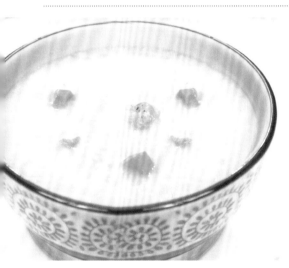

椰果麦片牛奶粥

原料
燕麦片·····················40 克
椰果丁·····················30 克
木瓜·····················30 克
玉米粒、牛奶、白糖各适量

做法
① 燕麦片泡发；木瓜去瓤、皮洗净，切丁。
② 锅置火上，倒入清水适量，放入燕麦片，
以大火煮开。
③ 加入椰果丁、木瓜、玉米粒、牛奶同煮至
浓稠状，调入白糖拌匀即可。

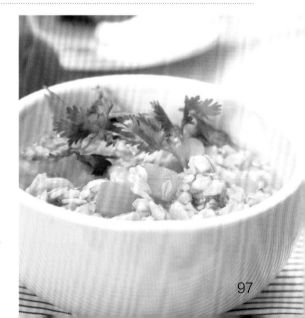

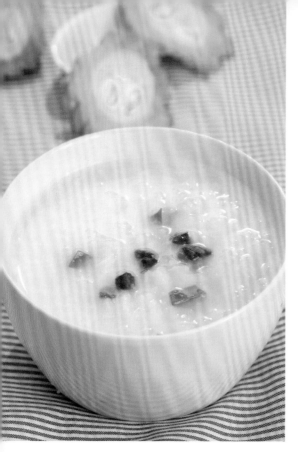

牛奶芦荟粥

原料

牛奶·····················20 毫升
芦荟····················· 10 克
红椒····················· 少许
大米····················· 100 克
盐······················· 2 克

做法

❶ 大米淘洗干净泡发；芦荟洗净，切小片；
红椒洗净，切圈。

❷ 锅置火上，注入清水适量，放入大米，大
火煮至米粒绽开。

❸ 放入芦荟、红椒，倒入牛奶，用小火煮至
粥成，调入盐入味即可。

养生粥功效

　　牛奶所含的营养成分，易于被人体吸收。
长期食用此粥，可缓解风湿肿痛症状。

芦荟雪梨粥

原料

芦荟····················· 10 克
雪梨·····················30 克
大米····················· 100 克
白糖····················· 5 克

做法

❶ 大米淘洗干净泡发；芦荟洗净，切片；雪
梨去皮洗净，切成小块。

❷ 锅置火上，注入适量清水后，放入大米，
用大火煮至米粒绽开。

❸ 放入雪梨、芦荟，用小火煮至粥成，调入
白糖入味即可食用。

养生粥功效

　　芦荟可通便、清肝火。雪梨可生津止渴、
止咳化痰。常食此粥可辅助治疗类风湿关节炎
等症。

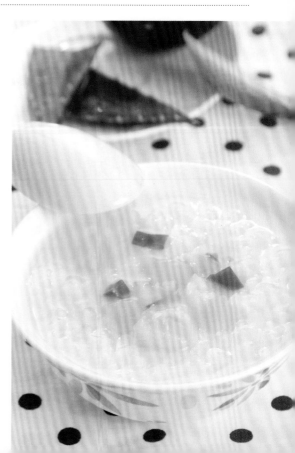

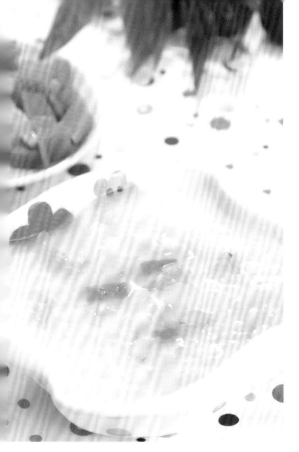

百合南瓜粥

原料
南瓜⋯⋯⋯⋯⋯⋯⋯50 克
百合⋯⋯⋯⋯⋯⋯⋯20 克
大米、盐各适量

做法
❶ 大米淘洗干净；南瓜去皮洗净，切成小块；百合洗净，削去边缘黑色部分备用。
❷ 锅置火上，注入清水，放入大米、南瓜，用大火煮至米粒开花，放入百合，改用小火煮至粥浓稠时，调入盐入味即可。

养生粥功效
　　百合有滋阴清热、养心安神的功效，南瓜可保护胃黏膜，合熬为粥有益风湿肿痛等症。

乌鸡糯米粥

原料
乌鸡腿⋯⋯⋯⋯⋯⋯ 1 只
糯米⋯⋯⋯⋯⋯⋯ 200 克
葱⋯⋯⋯⋯⋯⋯⋯30 克
盐⋯⋯⋯⋯⋯⋯ 3 克

做法
❶ 糯米洗净，用清水浸泡4个小时；乌鸡腿剁成块，放入沸水中焯去血污；葱去头和须，切成小段。
❷ 在锅内注入适量水，放入乌鸡块用大火烧开，转小火煮20分钟后，加入糯米同煮。
❸ 待米煮开后，转小火慢熬至粥黏稠，加入适量的葱段、盐，稍煮片刻，将粥倒入碗中，即可食用。

养生粥功效
　　此款乌鸡糯米粥具有补气养血、安胎止痛的功效，对血虚导致的胎动有一定的改善作用。

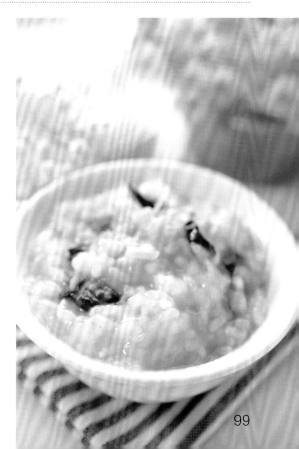

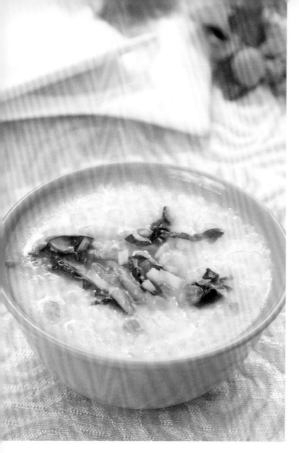

菠菜瘦肉粥

原料

菠菜⋯⋯⋯⋯⋯⋯⋯ 100 克

猪瘦肉⋯⋯⋯⋯⋯⋯⋯80 克

大米⋯⋯⋯⋯⋯⋯⋯⋯80 克

盐⋯⋯⋯⋯⋯⋯⋯⋯ 3 克

鸡精⋯⋯⋯⋯⋯⋯⋯ 2 克

姜末⋯⋯⋯⋯⋯⋯⋯ 5 克

做法

❶ 菠菜洗净，切碎；猪瘦肉洗净，切丝，用盐稍腌；大米淘净，泡好。

❷ 锅中注水，下入大米煮开，加入猪瘦肉、姜末，煮至肉变熟，下入菠菜，熬至粥成，调入盐、鸡精调味即可食用。

养生粥功效

　　菠菜、猪瘦肉、大米合熬为粥，有养血、平肝润燥、降血糖之效。

豆腐南瓜粥

原料

大米⋯⋯⋯⋯⋯⋯⋯ 100 克

南瓜⋯⋯⋯⋯⋯⋯⋯30 克

豆腐⋯⋯⋯⋯⋯⋯⋯30 克

盐⋯⋯⋯⋯⋯⋯⋯⋯ 2 克

葱花⋯⋯⋯⋯⋯⋯⋯ 5 克

做法

❶ 取大米淘洗干净泡发，放入锅中熬煮。

❷ 将洗净切块的南瓜、豆腐一起放入锅中，与大米同煮至粥成，加入盐、葱花待其煮沸即可食用。

养生粥功效

　　豆腐有益气、和胃健脾、预防癌症等功效。南瓜有降低血糖、降低血脂、预防糖尿病等功效，合煮成粥有防止血管动脉硬化的功效。

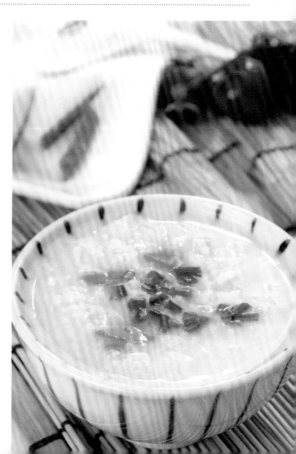

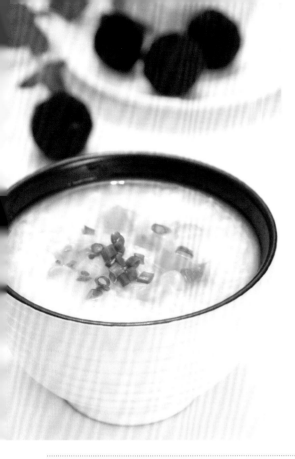

胡萝卜玉米粥

原料

大米………………… 100 克

木瓜…………………30 克

胡萝卜…………………30 克

玉米粒、白糖各适量

做法

① 大米、玉米粒分别淘洗干净，大米用水浸泡半个小时，备用；木瓜、胡萝卜分别去皮洗净，切块备用。

② 锅置火上，入水适量，下入大米、玉米粒、胡萝卜块，大火煮沸后转小火熬煮至粥黏稠，加入木瓜稍煮片刻，放入白糖调味后，即可食用。

养生粥功效

　　胡萝卜中含有大量的胡萝卜素，有增强免疫力、降低血脂和血糖的作用。其与玉米、木瓜共熬为粥，可以治疗消化不良等症。

高良姜粥

原料

大米…………………80 克

高良姜………………… 15 克

盐………………… 3 克

葱花………………… 少许

做法

① 取大米淘洗干净，用水浸泡半个小时后放入锅中熬煮。

② 将洗净切好的高良姜放入锅中，与大米同煮粥，将盐、葱花一起放入锅中，煮沸即可食用。

养生粥功效

　　高良姜可散寒止痛、健胃消食。此粥适用于脘腹冷痛、胃寒呕吐、嗳气吞酸等症。脾胃虚寒、腹中疼痛者可常服用。

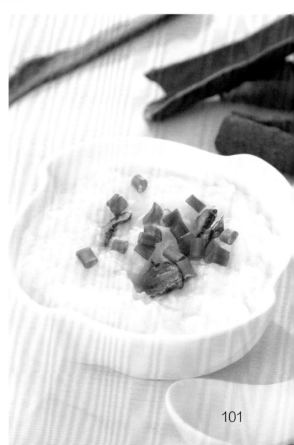

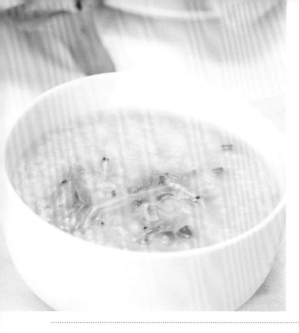

苁蓉鲜虾粥

原料

大米……………… 100 克

肉苁蓉……………20 克

虫草、鲜虾、盐、香油、葱花、
姜丝各适量

做法

① 大米、鲜虾均洗净；肉苁蓉、虫草入纱布
袋扎紧，将纱布袋入锅加水煎煮熬汁。

② 锅置火上，加清水、药汁、大米熬煮，再
放入鲜虾、姜丝煮至粥成，加盐调匀，淋
入香油，撒上葱花即可。

白菜鸡蛋粥

原料

大米……………… 100 克

白菜………………30 克

煮鸡蛋…………… 1 个

盐、香油、葱花各适量

做法

① 大米淘净；白菜洗净切丝；煮鸡蛋切碎。

② 锅置火上，入水，放入大米煮至粥将成。

③ 放入白菜、鸡蛋煮至黏稠时，加盐、香油
调匀，撒上葱花即可。

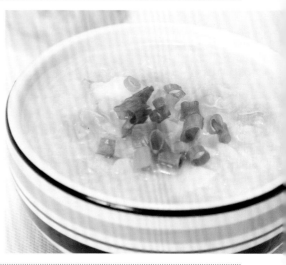

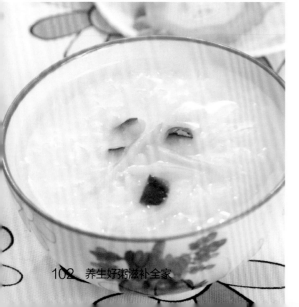

姜丝黄瓜粥

原料

鲜嫩黄瓜………………30 克

姜…………………………30 克

大米、盐各适量

做法

① 大米泡发；黄瓜切小块；姜切丝。

② 锅置火上，注入清水，入大米用大火煮至
米粒开花。

③ 放入黄瓜、姜丝，用小火煮至粥成，调入
盐入味，即可食用。

皮蛋玉米胡萝卜粥

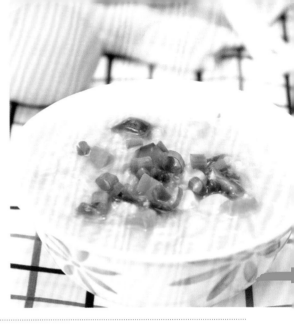

原料

皮蛋……………………… 1 个

玉米粒…………………… 20 克

胡萝卜丁………………… 20 克

白粥、盐、香油、葱花各适量

做法

❶ 白粥倒入锅中，再加少许开水，烧沸。

❷ 皮蛋去壳，洗净切丁；玉米粒、胡萝卜丁洗净，与皮蛋丁一起倒入白粥中煮至熟。

❸ 再调入盐、香油，撒上葱花稍煮片刻，即可盛出食用。

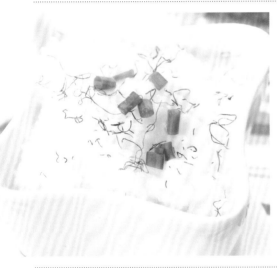

玉米须粥

原料

玉米须…………………… 10 克

大米……………………… 100 克

盐、葱各适量

做法

❶ 大米泡发半个小时沥干；玉米须稍浸泡沥干；葱切圈。

❷ 锅置火上，加大米和水煮至米粒开花。

❸ 加玉米须煮至浓稠，加盐拌匀，撒上葱圈即可。

鲜滑草鱼粥

原料

草鱼肉…………………… 50 克

腐竹……………………… 10 克

猪骨……………………… 100 克

大米、盐、葱花、枸杞子、料酒各适量

做法

❶ 大米淘净；草鱼肉用料酒腌渍；猪骨剁小块，汆去血水；腐竹用温水泡发后切细丝。

❷ 锅置火上，放入大米、水煮沸，放入其他原料煮至粥成，加盐调匀，撒葱花即可。

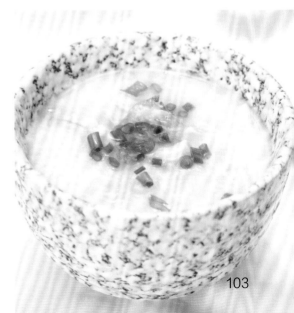

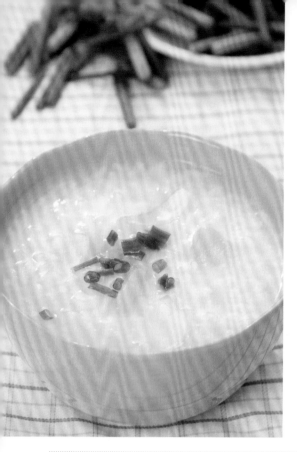

百合雪梨粥

原料

雪梨·····················　半个

百合·····················20 克

糯米、冰糖、葱花各适量

做法

❶ 雪梨去皮洗净，切片；百合泡发，洗净；糯米淘洗干净，泡发半个小时。

❷ 锅置火上，入水、糯米，大火煮至米粒绽开，入雪梨、百合，改用小火煮至粥成，放入冰糖熬至溶化后，撒上葱花即可。

养生粥功效

　　百合含有多种生物碱和营养物质，具有良好的营养滋补功效，与糯米、雪梨合煮成粥可辅助治疗类风湿关节炎。

猪蹄黑芝麻粥

原料

猪蹄·····················　1只

黑芝麻·····················30 克

黄豆、大米、盐各适量

做法

❶ 大米、黄豆分别洗净，大米用清水浸泡1个小时，黄豆浸泡4个小时；黑芝麻洗净，控干；猪蹄洗净，剁块，入沸水焯去血污。

❷ 锅内注入适量的清水，放入猪蹄大火煮2个小时后，加入黄豆、大米、黑芝麻同煮。

❸ 待大米、黄豆煮至滚沸，转小火慢熬至粥黏稠，加入适量的盐调味，继续熬煮5分钟，将粥倒入碗中，即可食用。

养生粥功效

　　此款猪蹄黑芝麻粥具有滋阴养血、促进乳汁分泌及美容的功效。

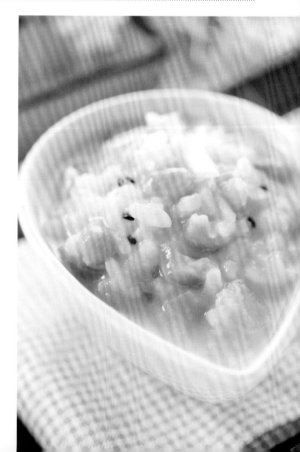

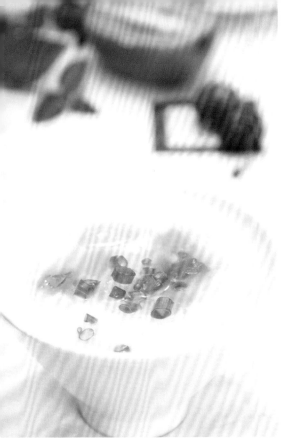

雪梨双瓜粥

原料
雪梨·················· 100 克

木瓜·················· 100 克

西瓜·················· 100 克

大米、白糖、葱各适量

做法
❶ 大米淘洗干净泡发；雪梨去皮切块；木瓜去皮去瓤洗净，切小块；西瓜洗净，取瓤；葱洗净，切花。

❷ 锅置火上，入水、大米，用大火煮至米粒开花后，放入雪梨、木瓜、西瓜同煮。

❸ 煮至粥浓稠，调入白糖，撒上葱花即可。

养生粥功效
　　木瓜有健脾和胃、平肝舒筋的功效。临床上常用木瓜治疗类风湿关节炎、腰膝酸痛、脚气等疾病。

山药黑米粥

原料
山药··················50 克

黑米·················· 100 克

黑豆··················20 克

核桃仁··················10 克

盐·················· 3 克

做法
❶ 黑米洗净，用清水浸泡 4 个小时；黑豆洗净，用清水浸泡 6 个小时；山药去皮，洗净，切块；核桃仁用温水泡开，切碎。

❷ 注清水入锅，大火烧开，倒入黑米、黑豆同煮至熟，加入核桃仁、山药，煮至粥稠，加入适量盐调味。

养生粥功效
　　此粥特地加入了黑豆、核桃仁，不仅具有健脾和胃的功效，同时还可延缓衰老以及补充人体所需的蛋白质、锰等多种营养素。

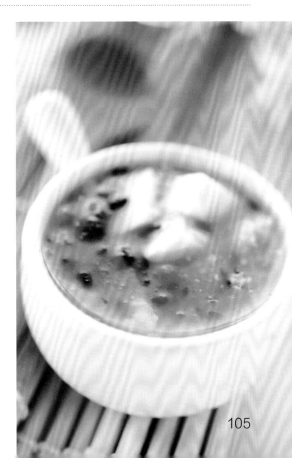

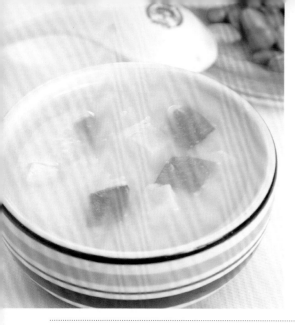

山药扁豆粥

原料

鲜山药……………………30 克
扁豆……………………… 15 克
大米……………………… 30 克
白糖……………………… 适量

做法

❶ 大米、扁豆淘洗干净,浸泡半个小时后,加水共煮至八成熟。

❷ 山药去皮洗净,捣成泥状加入煮成稀粥。

❸ 调入适量白糖即可盛碗食用。

芋头香菇粥

原料

芋头块…………………35 克
大米……………………80 克
香菇片…………………30 克
芹菜、猪肉、虾米、盐各适量

做法

❶ 猪肉洗净,切末;芹菜洗净切粒,焯熟;虾米用水稍泡洗净,捞出;大米淘净,泡好。

❷ 锅入水、大米烧开,入备好的原料,粥熬好后加盐调味,撒入芹菜粒即可。

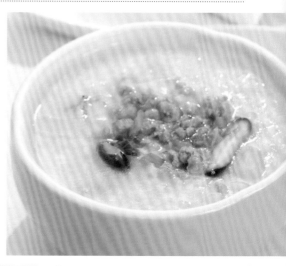

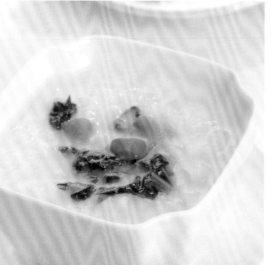

小白菜胡萝卜粥

原料

小白菜…………………30 克
胡萝卜…………………20 克
大米、盐、味精、香油各适量

做法

❶ 小白菜洗净,切丝;胡萝卜洗净,切小块;大米淘洗干净,用水浸泡半个小时。

❷ 锅置火上,入水适量,放入大米,用大火煮沸后转小火熬煮至米粒绽开。

❸ 放入胡萝卜、小白菜,用小火煮至粥成,放入盐、味精,滴入香油即可食用。

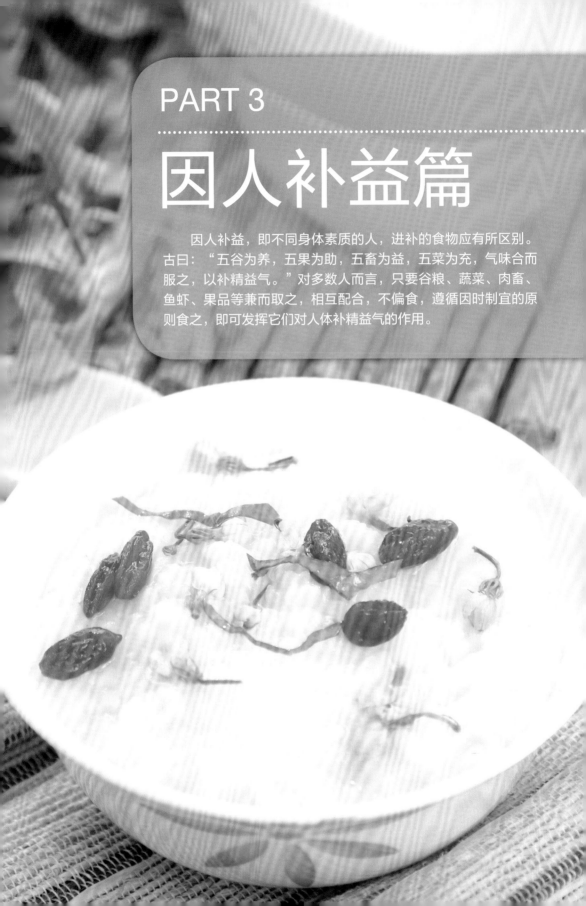

PART 3

因人补益篇

　　因人补益，即不同身体素质的人，进补的食物应有所区别。古曰："五谷为养，五果为助，五畜为益，五菜为充，气味合而服之，以补精益气。"对多数人而言，只要谷粮、蔬菜、肉畜、鱼虾、果品等兼而取之，相互配合，不偏食，遵循因时制宜的原则食之，即可发挥它们对人体补精益气的作用。

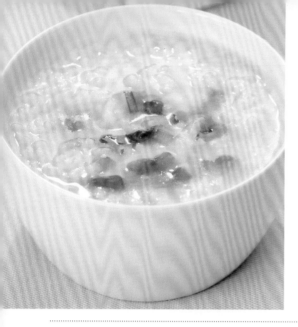

西红柿桂圆粥

原料
西红柿……………………20 克
桂圆肉……………………20 克
糯米、青菜、盐各适量

做法
1 西红柿洗净，切丁；桂圆肉洗净，用温水泡发，备用；糯米淘洗干净，用水浸泡2个小时；青菜择洗干净，切碎。
2 锅置火上，入水、糯米、桂圆肉，大火煮至绽开，放入西红柿，改用小火煮至粥浓稠时，下入青菜稍煮，再加入盐调味即可。

党参百合冰糖粥

原料
大米……………………80 克
党参……………………20 克
百合……………………20 克
冰糖…………………… 8 克

做法
1 大米淘洗干净，用水浸泡半个小时备用；党参、百合洗净，润透。
2 锅置火上，入水，下入大米、党参、百合同煮至粥成，入冰糖调味后即可食用。

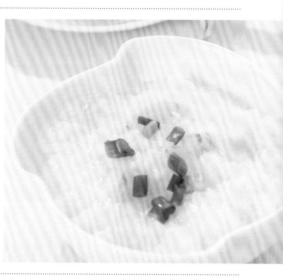

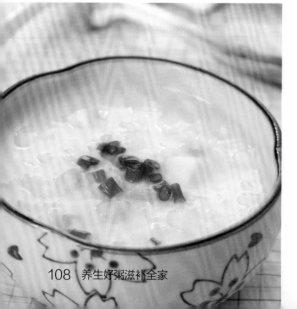

莲子山药粥

原料
大米……………………80 克
山药……………………20 克
莲子…………………… 13 克
玉米粒、盐、葱花各适量

做法
1 取大米洗净泡发，放入锅中熬煮。
2 将山药、莲子、玉米粒放入锅中，与大米同煮。
3 加入盐、葱花，待其煮沸即可食用。

莲子葡萄胡萝卜粥

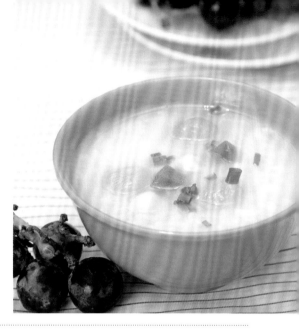

原料

莲子……………………25 克
葡萄……………………25 克
胡萝卜丁………………10 克
大米、白糖、葱花各适量

做法

1. 大米、莲子洗干净，放入清水中浸泡；胡萝卜丁洗净；葡萄去皮，去核，洗净。
2. 锅置火上，放入大米、莲子煮至七成熟。
3. 放入葡萄、胡萝卜丁煮至粥将成，加白糖撒上葱花便可。

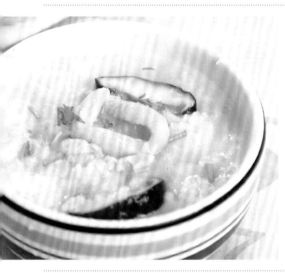

鸡肉香菇干贝粥

原料

大米……………………80 克
熟鸡肉………………… 150 克
香菇、干贝、盐、香菜各适量

做法

1. 大米、香菇、干贝分别洗净。
2. 锅中注入适量清水，加入香菇、干贝、大米，同煮。
3. 粥将熟时加入切好的熟鸡肉、盐、香菜煮沸，即可盛出食用。

南瓜山药粥

原料

大米……………………90 克
南瓜……………………30 克
山药……………………30 克
盐………………………… 2 克

做法

1. 大米淘洗干净，用水浸泡半个小时，放入锅中备用；南瓜、山药去皮，洗净切好。
2. 锅上火入水、大米、南瓜、山药，大火煮沸后转小火熬成粥，加入盐，煮沸即可。

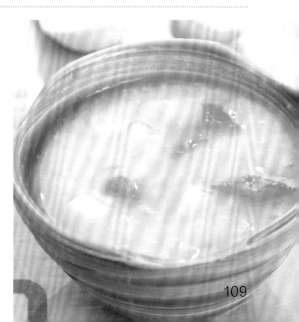

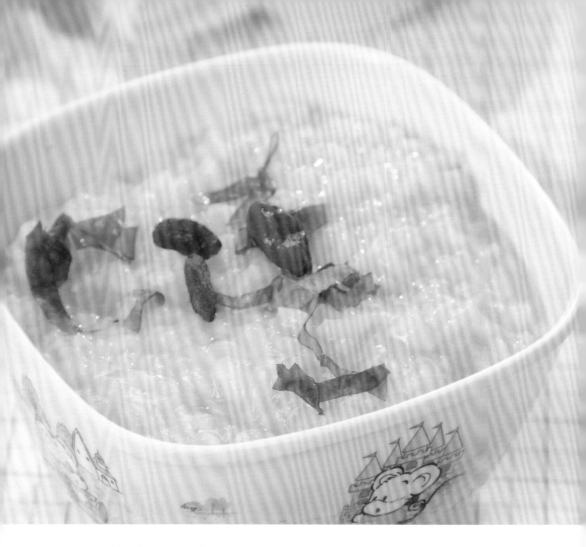

泽泻枸杞子粥

原料

大米·······················80 克

泽泻·······················5 克

枸杞子·····················5 克

盐·························1 克

青菜·······················10 克

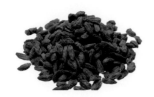

枸杞子： 养肝滋肾、益精明目

做法

❶ 大米淘洗干净，用水浸泡半个小时；枸杞子洗净，备用；青菜择洗干净，切丝。

❷ 泽泻洗净，入砂锅，煎煮后去渣取汁。

❸ 砂锅置火上，入水适量，下入大米，兑入药汁大火煮沸后转小火熬煮至粥成，加盐调味，撒上枸杞子、青菜丝稍煮即可。

养生粥功效

泽泻、枸杞子、大米合熬为粥，有利尿、补肝、健脾的功效。此粥适合各类人群，尤其是老年人食用。

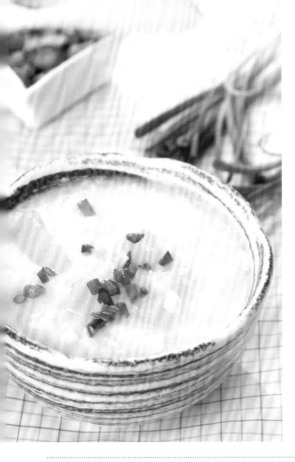

香葱冬瓜粥

原料

冬瓜·····················40 克
大米·····················100 克
盐·······················3 克
葱花·····················5 克

做法

❶ 大米淘洗干净，用水浸泡半个小时，备用；冬瓜洗净切块。

❷ 锅置火上，入水适量，下入大米、冬瓜，大火煮沸后转小火熬煮至粥八成熟时，加入盐、葱花稍煮，即可盛出食用。

养生粥功效

冬瓜、大米合熬为粥，有降血糖、减肥、利水消肿的功效。此粥适合各类人群，尤其是女性食用。

鲜虾包菜粥

原料

大米·····················100 克
包菜·····················20 克
鲜虾·····················20 克
盐、味精、姜丝、胡椒各适量

做法

❶ 大米淘洗干净，用水浸泡半个小时。

❷ 包菜、鲜虾洗净，包菜切碎，与大米一起下入锅中，加水适量，大火煮沸后转小火熬煮成粥，加入盐、味精、姜丝、胡椒，煮沸即可。

养生粥功效

鲜虾可帮助消化，降低血脂和胆固醇，保护心血管系统，补充钙质等。鲜虾与包菜合煮成粥，适宜十二指肠溃疡、糖尿病、易骨折的老年患者食用。

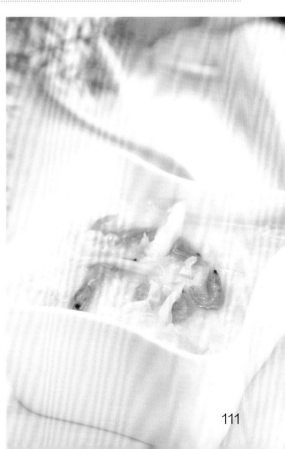

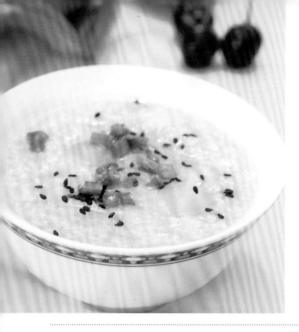

山药芝麻小米粥

原料

小米……………………70 克
盐……………………… 2 克
葱花……………………… 8 克
山药、黑芝麻各适量

做法

① 小米洗净；山药去皮洗净切块。
② 锅中加入适量清水、山药、黑芝麻、小米，同煮。
③ 粥将熟时加入盐、葱花，煮沸即可。

姜葱猪肚粥

原料

姜……………………30 克
大米……………………90 克
猪肚……………………50 克
盐、料酒、葱花、香油各适量

做法

① 大米淘洗干净泡发；猪肚洗净切好，用料酒腌渍；姜洗净切末。
② 锅入水，放入大米、猪肚，同煮至粥将熟时，加姜末、盐、葱花、香油煮沸即可。

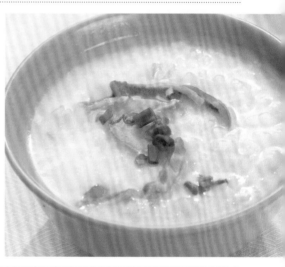

羊肉姜片粥

原料

大米……………………80 克
羊肉……………………… 100 克
姜片、葱花、鸡精、盐各适量

做法

① 大米淘洗干净泡发；羊肉洗净切碎。
② 锅中注入适量清水，加入大米、羊肉，共煮粥。
③ 粥熟时，加姜片、葱花、盐、鸡精，稍煮即可。

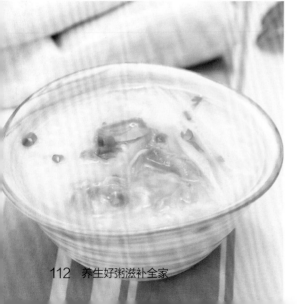

银耳山楂粥

原料

银耳·······················15 克
山楂片·····················10 克
大米·······················100 克
冰糖························· 5 克

做法

❶ 大米淘洗干净泡发；银耳泡发后洗净，撕小块。

❷ 锅置火上入水，入大米煮至七成熟，放入银耳、山楂片煮至粥成，加冰糖调味即可食用。

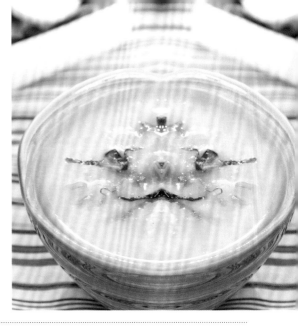

茶叶消食粥

原料

大米·······················100 克
青菜丝····················· 少许
盐、茶叶各适量

做法

❶ 大米淘洗干净，用清水浸泡半个小时备用；茶叶用沸水冲泡后取汁待用。

❷ 锅置火上，倒入茶叶汁，放入大米，大火煮沸后转小火熬煮至粥浓稠，调入盐拌匀稍煮片刻，撒上青菜丝即可盛出食用。

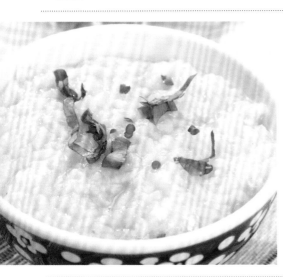

鳜鱼糯米粥

原料

鳜鱼·······················50 克
五花肉·····················20 克
糯米、盐、香油、葱花各适量

做法

❶ 糯米洗净，浸泡1个小时，备用；鳜鱼处理干净，去腥；五花肉洗净切片，入锅蒸熟，备用。

❷ 锅上火入水、糯米，大火煮沸转小火熬煮至粥成，入鳜鱼、五花肉煮熟，加盐、香油，撒上葱花即可。

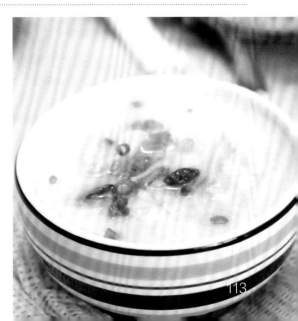

鹿茸粥

原料

大米	100 克
鹿茸	5 克
盐	2 克
葱花	5 克
红椒末	5 克

做法

① 大米淘洗干净泡发备用。

② 锅中加入清水、大米、鹿茸，共熬粥。

③ 粥将熟时入盐、葱花、红椒末，稍煮即可。

养生粥功效

　　鹿茸可以提高人体的抗氧化能力，其所含的多巴胺是促进蛋白质合成的有效成分，可使血压降低、心脏收缩振幅变小、外周血管扩张，适用于肝炎等症。此粥尤其适合老年人食用。

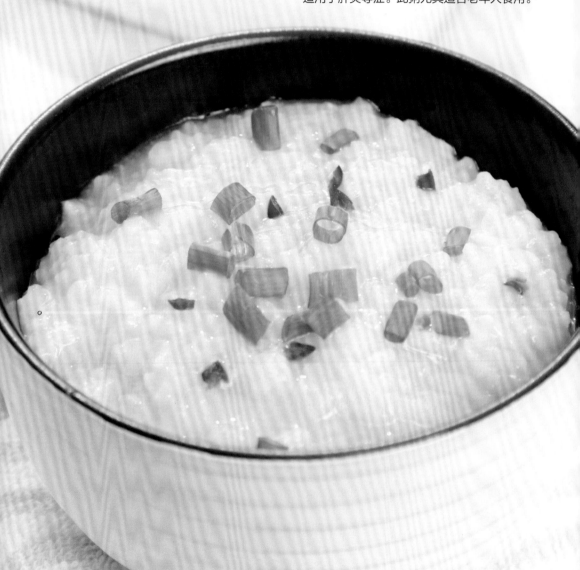

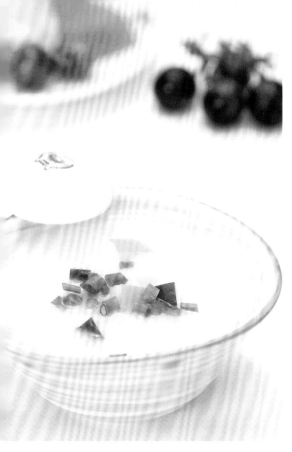

香甜苹果粥

原料

大米··················· 100 克

苹果··················· 30 克

玉米粒················· 20 克

冰糖、葱花各适量

做法

❶ 大米淘洗干净，用清水浸泡半个小时；苹果洗净后切块；玉米粒洗净。

❷ 锅置火上，放入大米，加适量清水煮至八成熟。

❸ 放入苹果、玉米粒煮至米烂，放入冰糖熬至溶化并调匀，撒上葱花即可盛出食用。

养生粥功效

此粥健脾养胃，能为儿童的成长提供多种维生素等营养成分。

香菜粥

原料

香菜··················· 少许

大米··················· 90 克

红糖··················· 5 克

做法

❶ 大米淘洗干净，用清水浸泡半个小时，备用；香菜洗净，切成细末。

❷ 锅置火上，注入清水，放入大米用大火煮至米粒绽开，放入香菜，改用小火煮至粥浓稠后，加入红糖调味，即可食用。

养生粥功效

香菜气味芳香，有健脾开胃的功效。大米有补中益气、健脾养胃、益精强志的功效。香菜与大米煮粥，有开胃的功效，尤其适宜食欲不佳者食用。

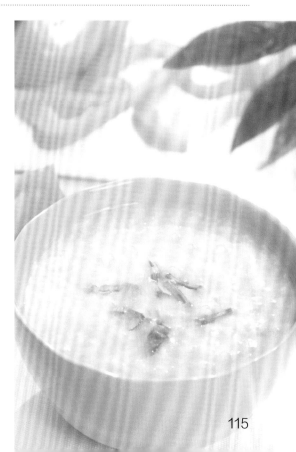

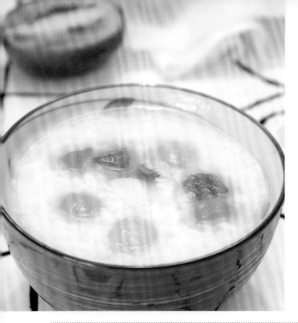

多味水果粥

原料

大米·················· 100 克
冰糖··················· 5 克
芒果·················· 10 克
梨···················· 10 克
西瓜、苹果、葡萄各适量

做法

❶ 大米洗净，熬煮至粥将熟；梨、苹果洗净切块；芒果、西瓜取肉切块；葡萄洗净。

❷ 放入所有水果稍煮至粥熟，加冰糖调味，即可盛出食用。

香蕉芦荟粥

原料

大米·················· 100 克
白糖··················· 5 克
香蕉、芦荟各适量

做法

❶ 大米泡发；香蕉去皮碾成糊状；芦荟洗净切片。

❷ 大米煮至米粒开花，放入香蕉、芦荟改小火煮成粥，加白糖入味即可。

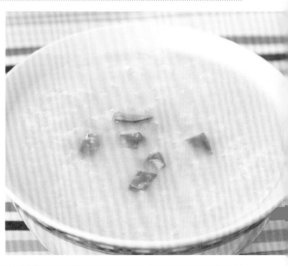

香蕉菠萝薏米粥

原料

薏米·················· 40 克
大米·················· 60 克
香蕉、菠萝、白糖各适量

做法

❶ 大米、薏米洗净泡发；菠萝去皮洗净，切块；香蕉去皮，切片。

❷ 锅置火上，注入清水，放入大米、薏米用大火煮至米粒开花，放入菠萝、香蕉改小火熬煮至粥成，调入白糖至入味，即可盛出食用。

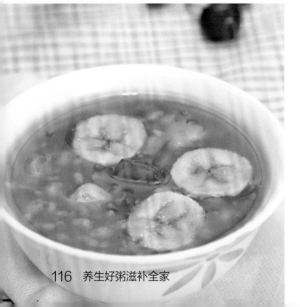

鸡肉金针菇粥

原料
大米·················· 120 克
金针菇·················50 克
鸡肉·················· 100 克
盐、葱花、黑木耳、高汤各适量

做法
❶ 大米淘净；黑木耳洗净切丝；金针菇洗
　净，切去老根；鸡肉洗净，切丝。
❷ 锅中注入适量清水和高汤，下入大米、鸡
　肉、黑木耳熬煮至粥将成，下入金针菇，
　小火熬煮成粥，加盐调味，撒上葱花即可。

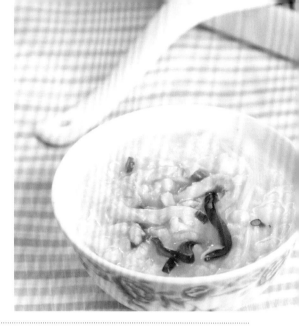

鸡翅火腿粥

原料
鸡翅······················50 克
火腿······················50 克
香菇、大米、盐、葱花各适量

做法
❶ 火腿去衣切片；香菇泡发切丝；大米洗净
　浸泡；鸡翅洗净剁块。
❷ 锅中注水，下入大米煮沸，下入鸡翅、香
　菇，转中火熬煮至沸，下入火腿，改小火
　熬煮成粥，加盐调味，撒上葱花即可。

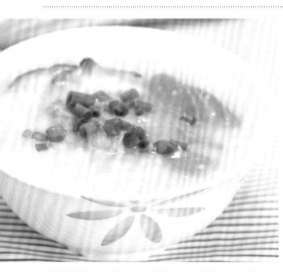

南瓜薏米粥

原料
南瓜······················40 克
薏米······················50 克
大米、盐、葱花各适量

做法
❶ 大米、薏米均淘洗干净，用清水浸泡半个
　小时；南瓜去皮洗净，切丁。
❷ 锅上火入水，入大米、薏米，大火煮开。
❸ 加入南瓜煮至浓稠状，调入盐拌匀，撒上
　葱花即可盛出食用。

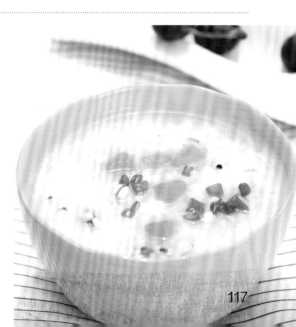

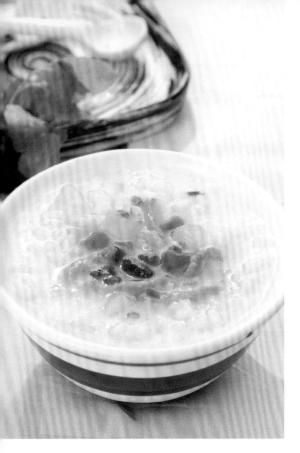

萝卜橄榄粥

原料

糯米······················ 100 克
猪肉······················80 克
白萝卜······················50 克
胡萝卜······················50 克
橄榄······················20 克
盐、味精、葱花各适量

做法

❶ 白萝卜、胡萝卜均洗净，切丁；猪肉洗净切丝；橄榄冲净；糯米淘净泡发。

❷ 锅入水、糯米和橄榄煮开，放入胡萝卜、白萝卜煮至粥稠，下入猪肉熬制成粥，调入盐、味精，撒上葱花，即可盛出食用。

养生粥功效

橄榄能清肺利咽、生津、解毒，白萝卜可消积滞、化痰清热、下气宽中，两者合煮成粥，适宜咽喉肿痛、心烦口渴者食用。

瘦肉青菜黄桃粥

原料

猪瘦肉······················ 100 克
青菜······················50 克
黄桃······················ 2 个
大米、盐、味精各适量

做法

❶ 猪瘦肉洗净，切丝；青菜洗净，切碎；黄桃洗净，去皮，切块；大米淘净，浸泡半个小时后，捞出沥干水分。

❷ 锅入水，入大米，大火煮开，改中火，入猪瘦肉，煮至猪瘦肉变熟，放入黄桃和青菜，慢熬成粥，下入盐、味精调味即可。

养生粥功效

猪瘦肉有补肾养血、滋阴润燥的功效。青菜为含维生素和矿物质最丰富的蔬菜之一，能满足人体所需。长期服用此粥可改善女性崩漏。

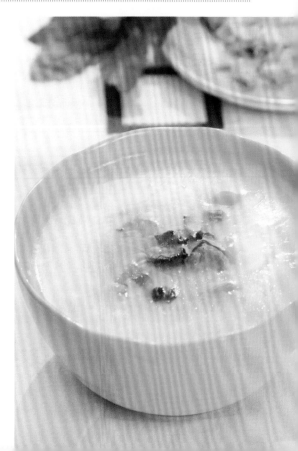

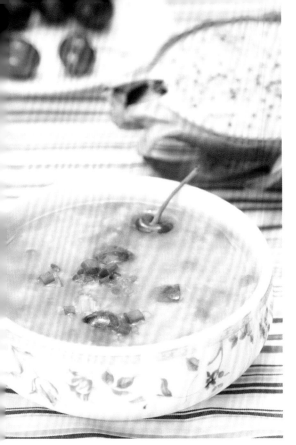

绿豆糯米粥

原料

绿豆··················20 克
糯米··················90 克
樱桃、白糖、葱各适量

做法

❶ 糯米、绿豆洗净泡发；樱桃洗净；葱洗干净，切成葱花。

❷ 锅置火上，注入清水，放入糯米、绿豆用大火煮至熟烂。

❸ 转小火放入樱桃煮至粥成，加入白糖调味，撒上葱花即可。

养生粥功效

樱桃有补中益气、调经活血、平肝祛热的功效。绿豆有抗炎抑菌、增强食欲、保肝护肾的功效。此粥适宜中年人食用。

红枣柠檬粥

原料

鲜柠檬··················10 克
桂圆肉··················20 克
红枣··················20 克
大米、冰糖、葱花各适量

做法

❶ 大米淘洗干净，用清水浸泡；鲜柠檬洗净切小丁；桂圆肉、红枣洗净。

❷ 锅置火上，放入大米，加适量清水煮至八成熟。

❸ 放入鲜柠檬、桂圆肉、红枣煮至粥将成，放入冰糖熬融后调匀，撒上葱花便可。

养生粥功效

红枣、柠檬、桂圆、大米合熬为粥，可辅助治疗不孕症等，适宜中年不孕者食用。

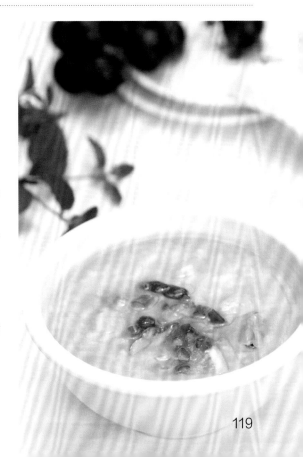

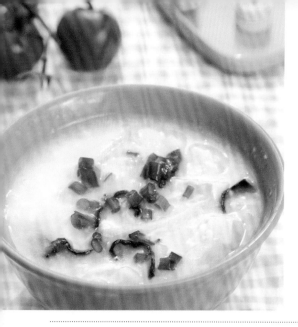

豆腐黑木耳粥

原料
豆腐······················50 克
黑木耳····················· 10 克
大米、盐、姜丝、蒜片、葱花各适量

做法
❶ 大米淘洗干净泡发；黑木耳洗净泡发；豆腐洗净切块；姜丝、蒜片洗净。
❷ 锅置火上，放入水、大米，用大火煮至米粒绽开，放入黑木耳、豆腐，略煮至沸。
❸ 再放入姜丝、蒜片，改用小火煮至粥成后，调入盐，撒上葱花即可。

白术猪肚粥

原料
大米······················80 克
白术······················ 10 克
槟榔······················ 10 克
姜、猪肚、葱花、盐各适量

做法
❶ 猪肚洗净切碎，姜、白术、槟榔洗净煎后取汁，一同与大米熬煮。
❷ 待粥将熟时，加入盐、葱花，煮沸，即可盛出食用。

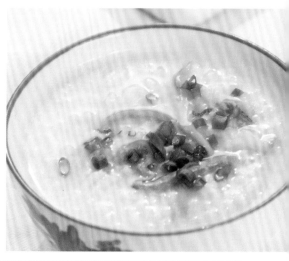

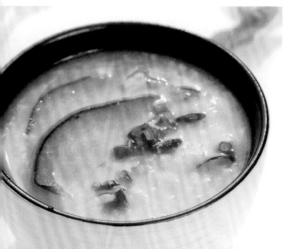

莲子红枣猪肝粥

原料
猪肝······················80 克
大米······················80 克
枸杞子、红枣、莲子、盐、葱花各适量

做法
❶ 莲子洗净，去莲心；红枣洗净，对切；枸杞子洗净；猪肝洗净，切片；大米淘净。
❷ 锅中注水，下入大米，大火烧开，下入红枣、莲子、枸杞子，转中火熬煮至米粒开花，改小火，下入猪肝，熬煮成粥，加盐调味，撒上葱花即可。

黄芪豌豆荞麦粥

原料

黄芪……………………… 3 克
荞麦………………………80 克
豌豆………………………30 克
冰糖………………………10 克

做法

① 黄芪、荞麦、豌豆淘洗干净。
② 锅置火上，入水适量，放入黄芪、荞麦、豌豆同煮成粥，加冰糖调味即可。

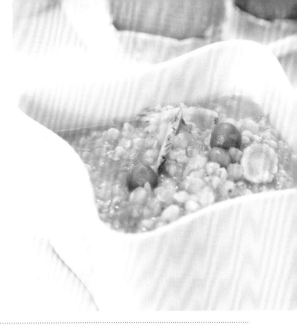

牛蛙粥

原料

大米………………………50 克
牛蛙……………………… 2 只
姜、盐、味精、料酒各适量

做法

① 大米淘洗干净，浸泡半个小时；牛蛙洗净切小块后用盐、料酒腌渍。
② 锅中注入适量清水，加入大米、牛蛙，大火煮沸后转小火熬煮，粥将熟时加入姜、味精，稍煮即可。

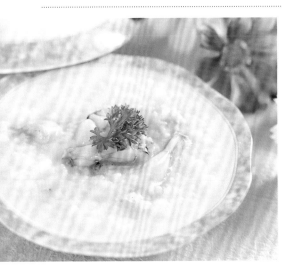

黄豆玉米粥

原料

黄豆………………………30 克
玉米粒……………………50 克
盐、葱各适量

做法

① 黄豆、玉米粒淘洗干净后沥干水分，烘干后分别研磨成粉；葱洗干净，切末。
② 锅置火上，入水适量，放入黄豆、玉米粉，大火煮沸后转小火熬煮10分钟，粥黏稠时加入盐、葱，稍煮即可。

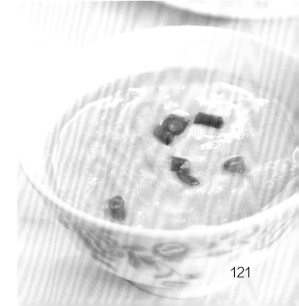

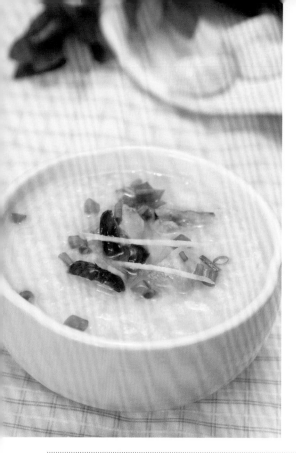

鸭肉粥

原料

大米……………… 100 克

鸭肉………………80 克

红枣……………… 10 克

盐、姜丝、味精、葱花各适量

做法

1 红枣洗净去核，切成小块；大米淘净，浸泡半个小时；鸭肉洗净，切块，入锅加水、盐、姜丝煲好。

2 大米入锅，加入适量清水以大火煮沸，下入红枣转中火熬煮至米粒开花，鸭肉连汁倒入锅中小火熬煮成粥，加盐、味精调味，撒葱花即可。

养生粥功效

此粥有清热、补血行水的功效。

白菜鸭肉粥

原料

鸭肉……………… 100 克

白菜………………50 克

大米……………… 100 克

盐、姜丝、味精、葱花各适量

做法

1 大米淘净，浸泡半个小时；鸭肉洗净，切块，入锅加水、盐、姜丝煲好；白菜洗净，撕片，备用。

2 锅中注水，下入大米，大火煮沸，转中火熬煮至米粒开花，下鸭肉熬香，下白菜煮熟，加盐、味精调味后，撒上葱花即可盛出食用。

养生粥功效

鸭肉可养胃补肾、止咳化痰，与白菜合煮为粥可滋补肝肾，适合消化不良者食用。

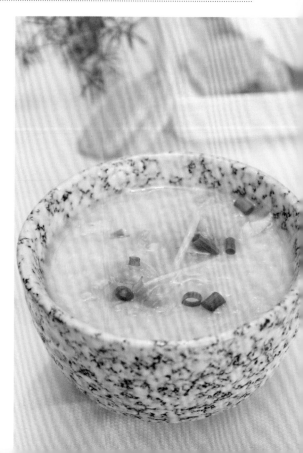

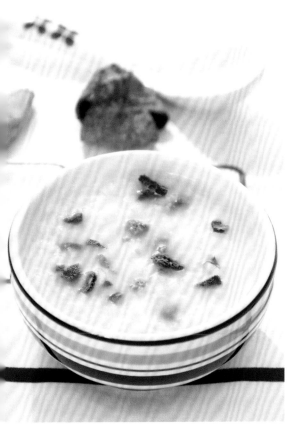

陈皮白糖粥

原料
大米···················· 110 克
陈皮···················· 3 克
白糖···················· 8 克

做法
❶ 陈皮洗净；大米洗净，浸泡半个小时。
❷ 两者放入锅中，入水适量，熬煮成粥，加入适量白糖即可。

做法
　　陈皮气香，它所含的挥发油对胃肠道有温和的刺激作用，可促进消化液分泌，排出肠道内积气，促进食欲，煮粥食具有理气降逆、调中开胃、燥湿化痰之功，适合食欲不振者食用。

葡萄干果粥

原料
大米···················· 100 克
牛奶···················· 200 毫升
芝麻···················· 5 克
葡萄···················· 15 克
梅干、冰糖、葱花各适量

做法
❶ 大米淘洗干净泡好备用。
❷ 锅中入水，加入大米、芝麻、牛奶、葡萄、梅干，同煮至粥熟时，加入冰糖、葱花稍煮片刻，即可盛出食用。

养生粥功效
　　葡萄含有易被人体吸收的葡萄糖，也富含矿物质和维生素，可助消化、舒缓神经衰弱和过度疲劳，最宜老人、儿童食用。

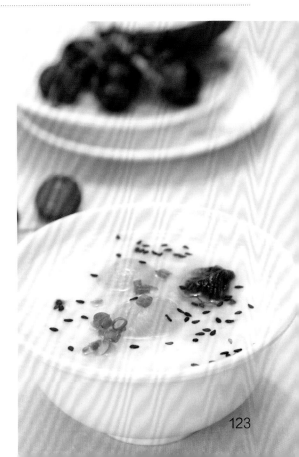

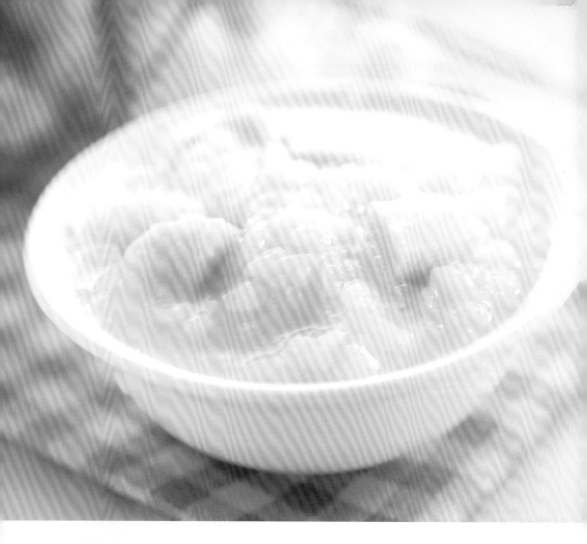

香蕉粥

原料

大米··················50 克

香蕉·················· 250 克

白糖·················· 3 克

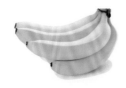

香蕉： 清热生津、润肠通便

做法

① 香蕉去皮切块；大米淘洗干净，用清水浸泡半个小时，备用。

② 锅置火上，倒入清水，放入大米，大火煮沸后转小火熬煮至粥成，放入香蕉块，加入白糖煮沸即可。

养生粥功效

　　中医认为，香蕉有清热、解毒、生津、润肠的功效。现代医学研究认为，香蕉中含有丰富的钾，对老年人维持正常的精力与体力大有裨益。

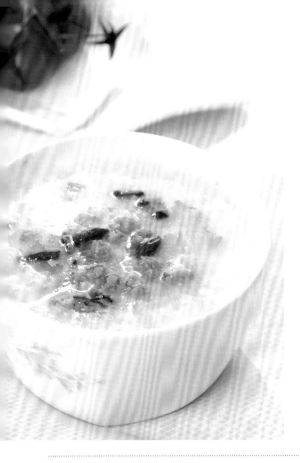

肉末青菜粥

原料

大米·········· 140 克
青菜·········· 70 克
猪瘦肉、盐、姜末各适量

做法

❶ 大米洗净，用水浸泡半个小时，备用；青菜择洗干净，切段；猪瘦肉洗净切末。

❷ 锅置火上，入水适量，下入大米、肉末，大火煮沸后转小火熬煮至粥黏稠。

❸ 加入青菜稍煮片刻，放入盐、姜末煮沸即可盛出食用。

养生粥功效

　　青菜有降低血脂、润肠通便的作用。猪瘦肉中含有丰富的蛋白质，可以健脾胃，补充人体所需的胶原蛋白。此粥口感极佳，有助消化的功效，尤宜老年人和儿童食用。

洋葱青菜肉丝粥

原料

洋葱·········· 50 克
青菜·········· 30 克
猪瘦肉·········· 100 克
大米、青菜、盐、鸡精各适量

做法

❶ 青菜洗净，切碎；洋葱洗净，切丝；猪瘦肉洗净，切丝；大米淘净，泡好。

❷ 锅入水，下大米煮开，改中火，下入猪瘦肉、洋葱，煮至肉变熟，改小火，下入青菜，将粥熬化，调入盐、鸡精调味即可。

养生粥功效

　　洋葱有降血脂、杀菌、防治动脉硬化的功效，与青菜、猪瘦肉合熬为粥，能缓解女性更年期综合征。

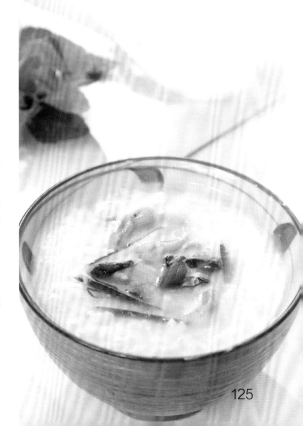

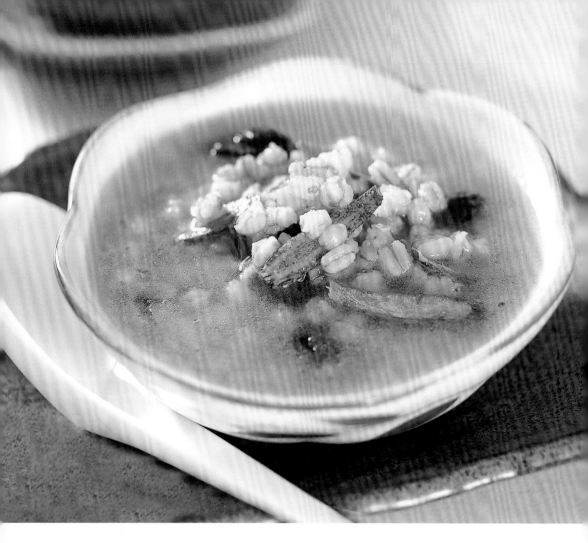

甘草小麦红枣粥

原料

甘草························ 15 克

小麦························ 50 克

红枣························ 10 颗

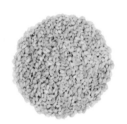

小麦： 养心益肾、利尿通淋

做法

❶ 甘草洗净，润透，放入锅中置火上，加水适量，大火煮沸后转小火煎煮15分钟，滤去渣留汁备用。

❷ 将药汁与小麦、红枣一起放入锅中煮粥，调味即可。

养生粥功效

　　甘草可清热解毒、补脾益气、缓急止痛，小麦可养心益肾、和血健脾，红枣有养血安神、治心气虚的功效。三味相伍，能甘缓滋补、宁心安神、柔肝缓急，适用于女性脏躁症。

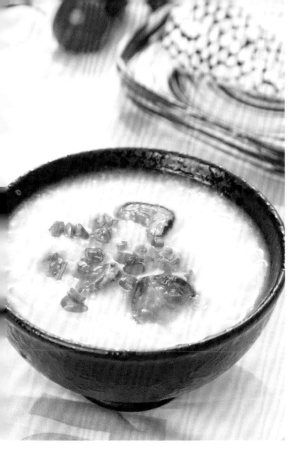

山楂猪骨粥

原料

干山楂……………………50 克
猪骨…………………… 500 克
大米……………………80 克
盐、味精、料酒、醋、葱花各适量

做法

❶ 干山楂用温水泡发，洗净；猪骨洗净，斩件，入沸水汆烫，捞出；大米淘净，用清水浸泡半个小时。

❷ 猪骨入锅，加清水、料酒，大火烧开，滴入醋，下入大米煮至米粒开花，转小火，放入干山楂，熬煮成粥，加入盐、味精调味，撒上葱花即可。

养生粥功效

　　山楂可健脾和胃、保护心肌，与猪骨、大米合熬为粥，有健脾合胃、养心安神的功效。山楂有促进女性子宫收缩的作用，孕妇慎食。

红豆核桃粥

原料

红豆……………………30 克
核桃仁……………………20 克
大米……………………70 克
白糖…………………… 3 克

做法

❶ 大米、红豆均淘洗干净，大米浸泡半个小时，红豆浸泡2个小时；核桃仁洗净。

❷ 锅置火上，倒入清水，放入大米、红豆同煮至开花。

❸ 放入核桃仁煮至浓稠状，调入白糖即可。

养生粥功效

　　核桃有温肺定喘和防止细胞老化的功效，还能有效地改善记忆力、延缓衰老并润泽肌肤。红豆富含铁质，可使女性气色红润，多摄取红豆，还有补血、促进血液循环的功效。

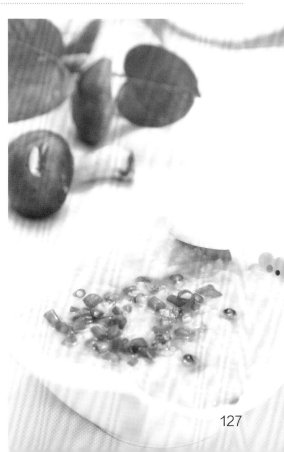

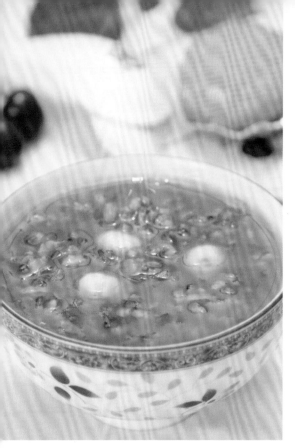

莲子红米粥

原料
莲子·······················40 克
红米·······················80 克
红糖·······················10 克

做法
❶ 红米泡发洗干净；莲子去心洗净。
❷ 锅置火上，倒入清水，放入红米、莲子大
火煮至开花，转小火，加入红糖同煮至浓
稠状即可。

养生粥功效
　　莲子可降血压、养心安神、滋养补虚、止
遗涩精、补脾止泻、益肾，可用来治疗脾虚久
泻、久痢、肾虚遗精、小便不禁、崩漏带下、
心神不宁、失眠等症。

扁豆玉米红枣粥

原料
玉米粒·····················15 克
白扁豆·····················15 克
红枣·······················15 克
大米·······················110 克
白糖·······················6 克

做法
❶ 玉米、白扁豆洗净；红枣去核洗净；大米
泡发洗净。
❷ 锅置火上，注入清水后，放入大米、玉米
粒、白扁豆、红枣，大火煮至米粒绽开。
❸ 再用小火煮至粥成，调入白糖入味即可。

养生粥功效
　　此粥能益肺宁心、延缓衰老，预防心脏病，
最宜老年人食用。

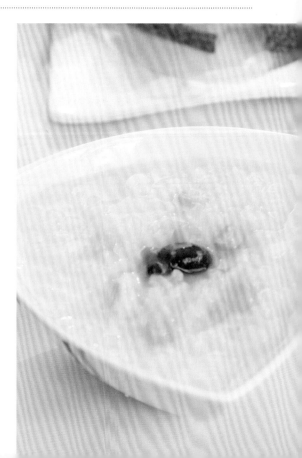

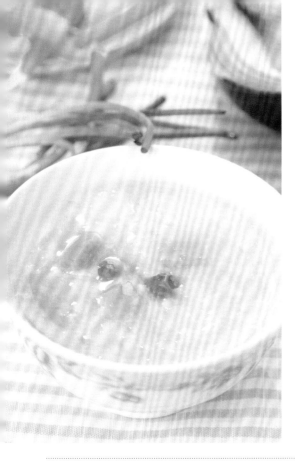

红薯粥

原料

新鲜红薯··················50 克
大米·················· 100 克
白糖·················· 10 克

做法

❶ 红薯洗净，连皮切成小方块；大米淘洗干净，浸泡半个小时，捞出沥水，备用。

❷ 锅置火上，入水适量，下入大米、红薯块，大火煮沸后转小火共煮成稀粥。

❸ 粥将成时，加白糖调味即可

养生粥功效

　　红薯俗名山芋，能健脾胃、补虚乏、益气力、通乳汁。其与大米共煮为粥，可以正气、养胃、化食、去积、清热，适合感冒和肠胃病患者食用，经常服用此粥，还能增强抵抗力。

雪梨红枣糯米粥

原料

糯米·················· 80 克
雪梨·················· 50 克
红枣、葡萄干、白糖各适量

做法

❶ 糯米淘洗干净，用清水浸泡1个小时；雪梨洗净后去皮、去核，切小块；红枣、葡萄干洗净，备用。

❷ 锅置火上，注入清水，放入糯米、红枣、葡萄干煮至七成熟，放入雪梨煮至米烂、各原料均熟，加白糖调匀便可。

养生粥功效

　　雪梨能帮助器官排毒、软化血管、促进血液循环和钙质输送、维持人体健康，有生津止渴、止咳化痰、清热降火、养血生肌、润肺去燥等功效，适宜老年人食用。

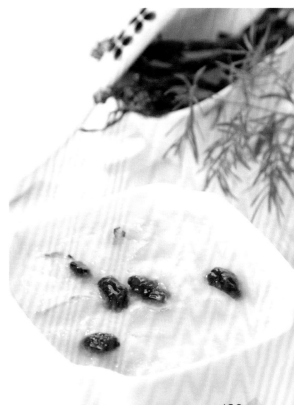

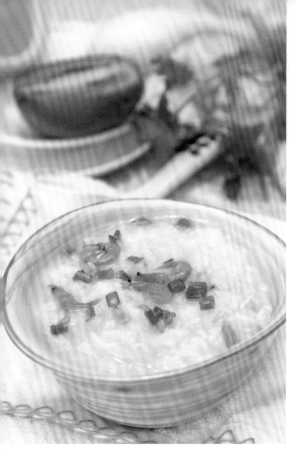

香葱鲜虾粥

原料

大米	100 克
鲜虾	20 克
包菜叶	20 克

盐、味精、葱花、香油各适量

做法

❶ 大米淘洗干净泡发；鲜虾洗净；包菜叶洗净切碎。

❷ 锅中注入适量清水，加入大米、鲜虾、包菜叶，同煮。

❸ 粥熟时加入盐、味精、葱花、香油，煮沸后即可盛出食用。

养生粥功效

　　葱对于抑制、消灭病菌有十分强的作用。虾中含有丰富的营养物质，可以为人体补充钙质。此粥适合各类人群，尤其是老年人食用。

决明子粥

原料

大米	100 克
决明子	5 克
盐	2 克
葱末	8 克

做法

❶ 大米、决明子分别洗净，决明子加水熬煮后去渣留汁。

❷ 锅中注入适量清水，加入大米、决明子汁同煮。

❸ 粥将熟时加入盐、葱末煮沸即可。

养生粥功效

　　决明子可以抗菌、降低血脂、保护肝脏，有明目的作用。此粥适合各类人群，尤其是老年人食用。

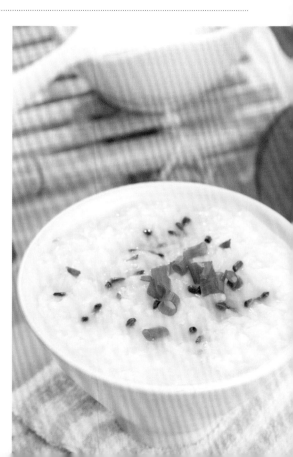

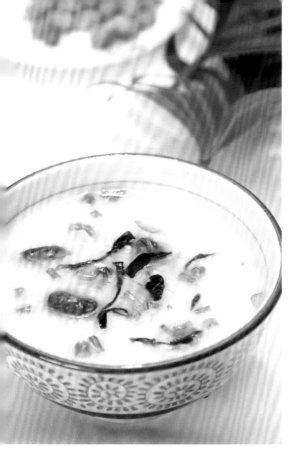

核桃红枣黑木耳粥

原料

核桃仁·····················15 克

大米·······················80 克

白糖·······················4 克

红枣、黑木耳各 15 克

做法

❶ 大米淘洗干净泡发；黑木耳洗净泡发，切丝；红枣洗净，去核，切成小块；核桃仁洗净。

❷ 锅置火上加入水，放入大米煮至米粒开花。

❸ 加入黑木耳、红枣、核桃仁同煮至浓稠状，调入白糖拌匀即可。

做法

　　红枣甘温，可以养心、补血、安神，提升人体内的元气；核桃有补血益气的功效。核桃、红枣、黑木耳一起煮粥，对更年期失眠有一定的疗效。

鲤鱼米豆粥

原料

大米······················30 克

鲤鱼······················50 克

红豆······················30 克

薏米······················30 克

绿豆······················30 克

盐、姜丝、葱花、料酒各适量

做法

❶ 大米、红豆、薏米、绿豆洗净，放入水中浸泡；鲤鱼洗净切块，用料酒腌渍去腥。

❷ 锅置火上，注入清水，加大米、红豆、薏米、绿豆煮至五成熟，放入鲤鱼、姜丝煮至粥将成，加盐调匀，撒葱花便可。

养生粥功效

　　此粥可健脾开胃、利尿消肿、止咳平喘、安胎通乳、清热解毒，可辅助治疗泄泻、湿痹、水肿等症，适宜产妇食用。

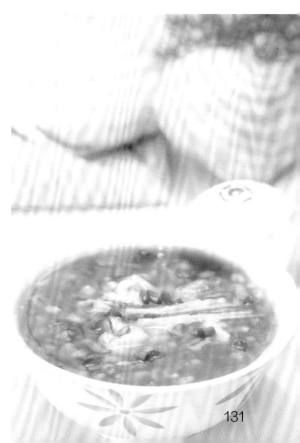

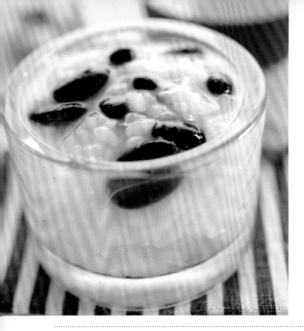

黑豆糯米粥

原料
黑豆······················60 克
糯米······················60 克
白糖适量

做法
❶ 黑豆、糯米分别洗净，黑豆用清水浸泡6个小时；糯米用清水浸泡4个小时。
❷ 注水入锅，大火煮开后，倒入黑豆、糯米同煮至水滚沸，转小火继续慢熬至豆烂粥稠，加入适量的白糖调味，待白糖溶化，倒入碗中，即可食用。

鲈鱼瘦肉粥

原料
大米······················80 克
鲈鱼肉····················50 克
猪瘦肉····················20 克
盐、姜丝、葱花、料酒各适量

做法
❶ 大米淘净；鲈鱼肉洗净后切小块，用料酒腌渍去腥；猪瘦肉洗净切小片。
❷ 锅置火上，放入大米、鱼肉、猪瘦肉、姜丝熬煮成粥，加盐，撒葱花即可。

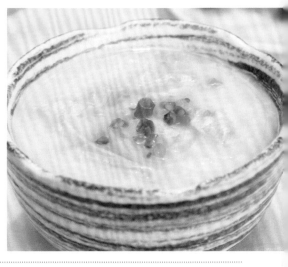

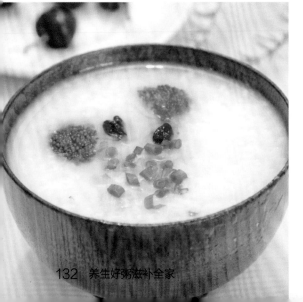

鲈鱼西蓝花粥

原料
大米······················80 克
鲈鱼······················50 克
西蓝花····················20 克
盐、葱花、姜末、料酒各适量

做法
❶ 大米淘洗干净；鲈鱼切块，用料酒腌渍；西蓝花洗净掰块。
❷ 锅置火上，加清水、大米煮至五成熟。
❸ 放入鱼肉、西蓝花、姜末煮至米粒开花，加盐，撒上葱花即可。

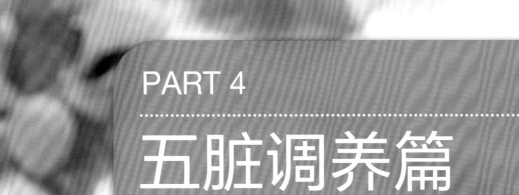

PART 4

五脏调养篇

《内经素问·六节脏象论》里说："天食人以五气，地食人以五味。"五味养五脏，酸入肝，苦入心，甘入脾，辛入肺，咸入肾。五脏调养还要顺时，春养肝、夏养心、长夏养脾胃、秋润肺、冬补肾，科学地吃好四季食物，也可以配合五味养好五脏，延年益寿。

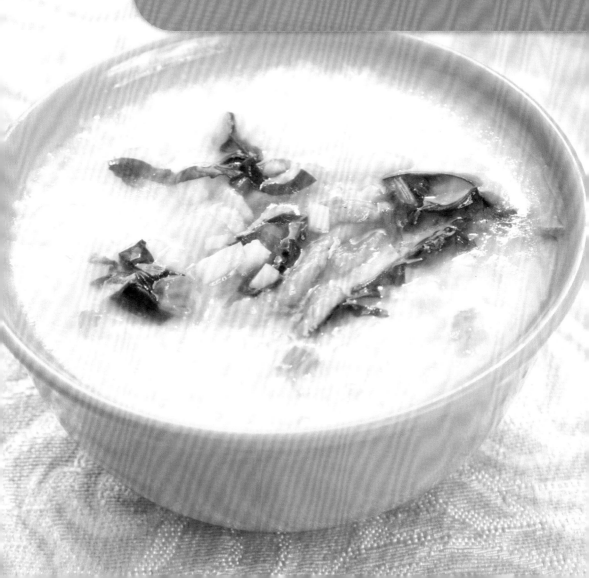

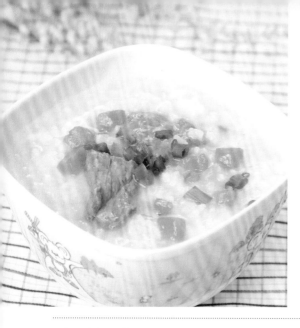

牛肉南瓜粥

原料

牛肉······················ 100 克

南瓜······················ 100 克

大米······················ 80 克

盐、味精、生抽、葱花各适量

做法

❶ 南瓜洗净，去皮切丁；大米淘净，泡好；牛肉洗净切片，用盐、味精、生抽腌渍。

❷ 锅入水，放入大米、南瓜，大火烧沸，下入牛肉片，转小火熬至粥成，加盐调味，撒上葱花即可。

白菜鸡肉粥

原料

鸡肉······················ 120 克

白菜······················ 50 克

大米粥、料酒、油、鸡汤、盐、葱花各适量

做法

❶ 鸡肉洗净切丁，用料酒腌渍；白菜洗净，切丝；两者均入油锅炒熟，加盐调味。

❷ 大米粥入锅，加鸡汤煮沸，下入鸡肉和白菜，加盐搅匀，撒上葱花即可食用。

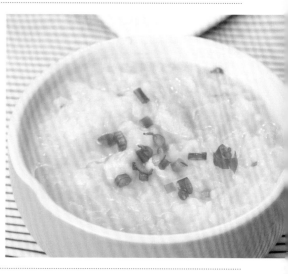

红枣薏米粥

原料

红枣······················ 20 克

薏米······················ 20 克

大米······················ 70 克

白糖、葱各适量

做法

❶ 大米、薏米均洗净泡发；红枣洗净，去核，切成小块；葱洗净，切成花。

❷ 锅置火上，入清水，放入大米、薏米，以大火煮开，加红枣煮至浓稠状，撒上葱花，调入白糖即可。

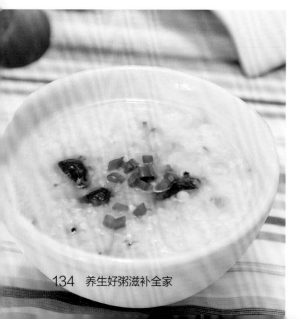

桂圆核桃青菜粥

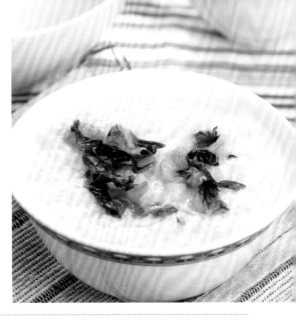

原料

大米⋯⋯⋯⋯⋯⋯⋯ 100 克

桂圆肉⋯⋯⋯⋯⋯⋯⋯20 克

核桃仁⋯⋯⋯⋯⋯⋯⋯20 克

青菜、白糖各适量

做法

❶大米淘洗干净，放入清水中浸泡后置锅中，加适量清水煮至八成熟；青菜洗净，切成细丝。

❷粥中放入桂圆肉、核桃仁煮熟后，放入青菜稍煮，加白糖稍煮调匀便可。

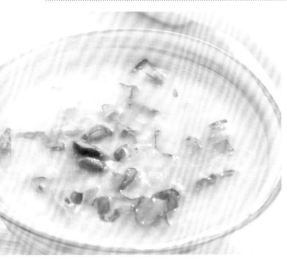

生菜肉丸粥

原料

生菜⋯⋯⋯⋯⋯⋯⋯⋯30 克

猪肉丸⋯⋯⋯⋯⋯⋯⋯80 克

香菇、大米、盐、葱花、姜末各适量

做法

❶生菜洗净，切丝；香菇洗净，对切；大米淘净，泡好；猪肉丸切小块。

❷锅中入水适量，下入大米煮沸，放香菇、猪肉丸子、姜末，煮至肉丸变熟，改小火放入生菜煮至粥成，加盐，撒上葱花即可。

黑枣红豆糯米粥

原料

黑枣⋯⋯⋯⋯⋯⋯⋯20 克

红豆⋯⋯⋯⋯⋯⋯⋯20 克

糯米⋯⋯⋯⋯⋯⋯⋯80 克

白糖⋯⋯⋯⋯⋯⋯⋯ 3 克

做法

❶糯米、红豆均洗净泡发；黑枣洗净。

❷锅入水，放入糯米与红豆，大火煮至米粒开花，加入黑枣转小火，同煮至浓稠状，调入白糖拌匀即可。

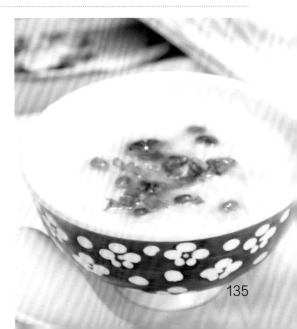

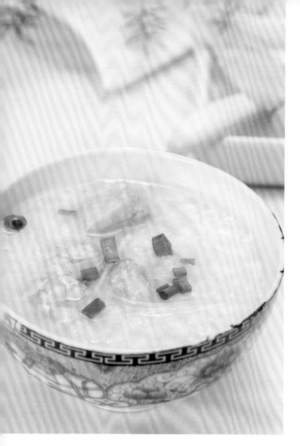

虾仁鸭肉粥

原料

鸭肉·················· 200 克
虾仁·················· 70 克
大米·················· 80 克
料酒·················· 5 毫升
生抽、姜丝、盐、葱花各适量

做法

❶ 鸭肉切块，用料酒、生抽腌渍，入锅煲好；虾仁入锅稍煸捞出；大米淘净。

❷ 锅中注水，下入大米大火煮沸，入姜丝、虾仁，转中火熬煮至米粒开花。

❸ 鸭肉连汁入锅，改小火煲熟，加盐调味，撒葱花即可。

养生粥功效

　　鸭肉、虾仁和大米合熬粥，养血固精、养心安神功效更佳。

洋葱鸡腿粥

原料

洋葱·················· 60 克
鸡腿肉·················· 150 克
大米·················· 80 克
葱花、姜末、食用油、香油、
盐、料酒各适量

做法

❶ 洋葱切丝；大米淘洗干净，清水浸泡半个小时；鸡腿肉切块。

❷ 油锅烧热，放入鸡腿肉和洋葱爆炒，再烹入料酒、清水，下入大米，大火煮沸，放入姜末，中火熬煮，改小火熬粥。

❸ 调入盐调味，淋上香油，撒入葱花，即可盛出食用。

养生粥功效

　　此粥具有温中补益、养心安神的功效。

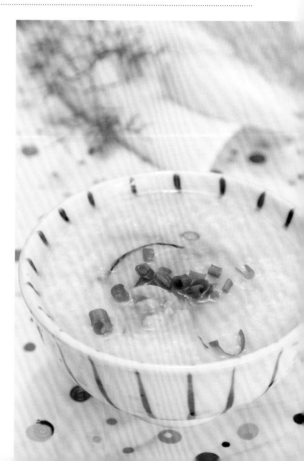

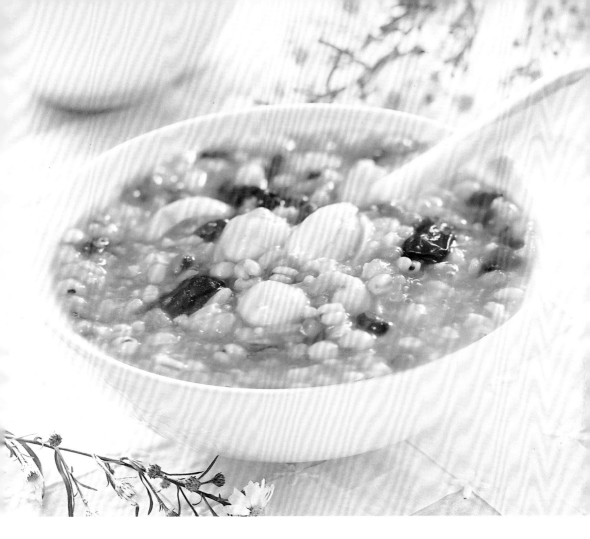

养生八宝粥

原料

薏米⋯⋯⋯⋯⋯⋯⋯⋯30克

糯米⋯⋯⋯⋯⋯⋯⋯⋯30克

花生⋯⋯⋯⋯⋯⋯⋯⋯30克

绿豆⋯⋯⋯⋯⋯⋯⋯⋯30克

莲子⋯⋯⋯⋯⋯⋯⋯⋯30克

红豆⋯⋯⋯⋯⋯⋯⋯⋯30克

红枣⋯⋯⋯⋯⋯⋯⋯⋯30克

小麦⋯⋯⋯⋯⋯⋯⋯⋯30克

白糖⋯⋯⋯⋯⋯⋯⋯⋯ 8克

做法

❶ 薏米、糯米、花生、绿豆、莲子、红豆、红枣、小麦洗净，用清水浸泡2个小时。

❷ 锅中注入适量水，放入以上原料同煮，粥将熟时加入白糖调味即可。

养生粥功效

　　红豆具有良好的润肠通便、降血压、降血脂、调节血糖的作用，与绿豆同煮成粥，降压降脂、滋补强壮、调和五脏、保肝效果更佳。

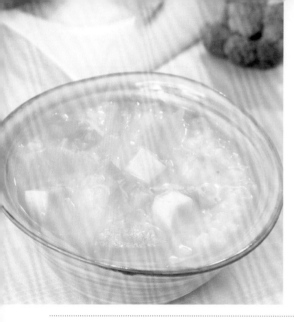

山药莴笋粥

原料

山药······················30 克
莴笋······················20 克
白菜、大米、盐、香油各适量

做法

1. 莴笋、山药去皮洗净，切块；白菜洗净，撕成小片；大米淘洗干净，泡发半个小时后捞起备用。
2. 锅入水、大米，用大火煮至米粒开花，放入山药、莴笋同煮至粥将成时，下入白菜再煮3分钟，放入盐、香油搅匀即可。

绿豆玉米粥

原料

大米······················40 克
绿豆······················40 克
百合、玉米粒、胡萝卜、白糖各适量

做法

1. 大米、绿豆均洗净泡发；胡萝卜洗净，切丁；玉米粒洗净；百合洗净，切片。
2. 锅置火上，入水、大米、绿豆煮至开花。
3. 加入胡萝卜、玉米粒、百合同煮至浓稠状，调入白糖拌匀即可。

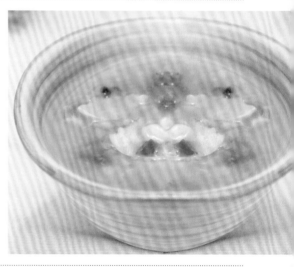

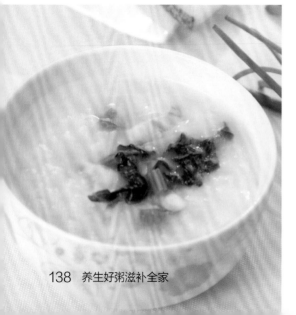

胡萝卜洋葱菠菜粥

原料

胡萝卜····················20 克
洋葱······················20 克
菠菜、大米、盐、味精各适量

做法

1. 胡萝卜洗净，切丁；洋葱洗净，切条；菠菜洗净，切成小段；大米洗净，泡发。
2. 锅置火上，入水适量，放入大米大火煮至米粒开花，放入胡萝卜、洋葱转小火煮至粥成，再下入菠菜稍煮，放入盐、味精调味，即可食用。

毛豆糙米粥

原料

毛豆仁………………………30 克
糙米………………………80 克
盐……………………… 2 克

做法

❶ 糙米淘洗干净，用清水浸泡半个小时，备用；毛豆仁洗净。

❷ 锅置火上，入水适量，放入糙米、毛豆仁大火煮开，转小火熬煮至粥呈浓稠状时，调入盐拌匀，即可盛出食用。

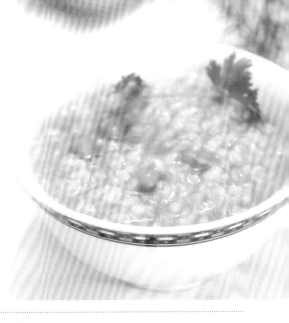

菠萝小麦粥

原料

菠萝………………………30 克
小麦………………………80 克
淡盐水、葱、白糖各适量

做法

❶ 菠萝去皮洗净切块，浸泡在淡盐水中；小麦洗净；葱切花。

❷ 锅置火上，入清水适量，放入小麦煮至熟，放入菠萝同煮，改用小火煮至粥浓稠，调入白糖，撒上葱花即可。

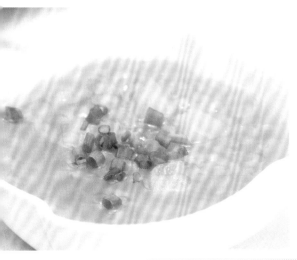

五色粥

原料

绿豆………………………50 克
红豆………………………50 克
白豆………………………50 克
玉米粒、胡萝卜、大米、白糖各适量

做法

❶ 大米、绿豆、红豆、白豆均泡发洗净；玉米粒洗净；胡萝卜洗净，切丁。

❷ 锅置火上，倒入清水，放入大米、绿豆、红豆、白豆，以大火煮开，加玉米粒、胡萝卜同煮至浓稠状，加白糖拌匀即可。

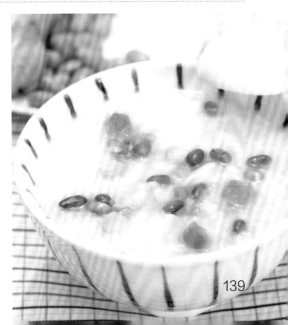

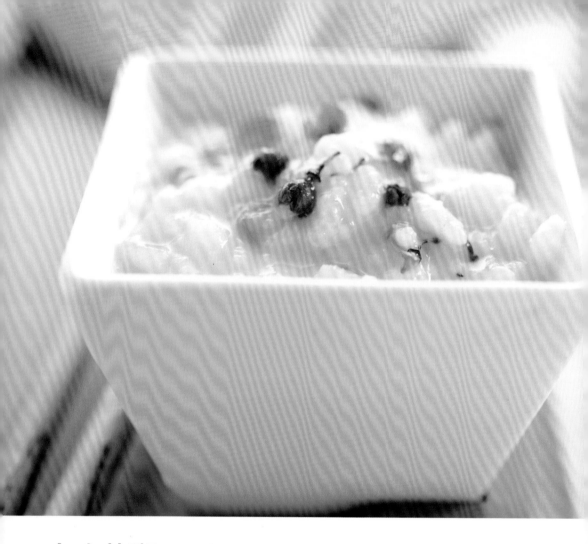

合欢花粥

原料
合欢花·····················20 克
大米·····················100 克
白糖·····················10 克

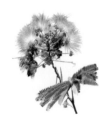

合欢花： 安神解郁、理气和胃

做法
❶ 大米洗净，用清水浸泡1个小时；合欢花用温水泡开。

❷ 注清水入锅，大火烧开，下大米熬煮，边煮边搅拌。

❸ 待煮至滚沸后，加入合欢花转小火慢熬至米烂粥稠，加入适量的白糖调味，待白糖溶化后倒入碗中，即可食用。

养生功效
　　合欢花具有解郁安神、滋阴补阳、理气开胃、活络止痛的功效，适用于忧郁失眠等症。此款合欢花粥除了能安神解郁外，对眼疾、神经衰弱等也有一定辅助治疗作用。

黄花菜瘦肉粥

原料

干黄花菜……………50 克
猪瘦肉………………30 克
大米…………………80 克
盐、味精、姜末、葱花各适量

做法

❶ 猪瘦肉洗净，切丝；干黄花菜用温水泡发，切成小段；大米淘净，浸泡半个小时后捞出沥干水分。

❷ 锅入水，下入大米，大火烧开，改中火，下入猪瘦肉、干黄花菜、姜末煮至肉熟。

❸ 小火将粥熬好，调入盐、味精调味，撒上葱花即可。

养生粥功效

　　黄花菜有清热利尿、解毒消肿的功效。猪瘦肉有补肾养血、滋阴润燥的功效。两者合煮成粥，滋补养胃的功效更佳。

猪肝南瓜粥

原料

猪肝…………………30 克
南瓜…………………30 克
大米…………………80 克
盐、料酒、香油、葱花各适量

做法

❶ 南瓜洗净去皮切块；猪肝洗净切片；大米淘净泡发，浸泡半个小时。

❷ 锅中注水，下入大米，下入南瓜，大火烧开转中火熬煮至粥将熟时，入猪肝，加盐、料酒，猪肝熟透淋入香油，撒上葱花。

养生粥功效

　　猪肝可改善贫血、目眩、目干涩、夜盲及目赤等症，与南瓜合熬为粥，能补肝明目、补益脾胃。

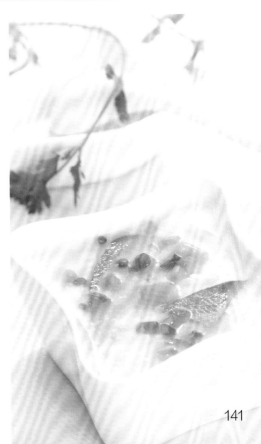

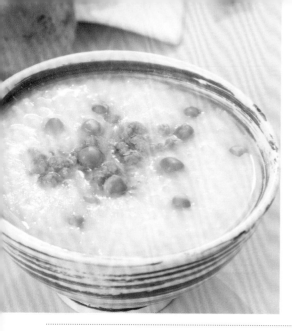

豌豆肉末粥

原料
大米·····················70 克
猪肉·····················100 克
嫩豌豆·····················60 克
鸡精、盐各适量

做法
1. 猪肉洗净，切成末；嫩豌豆洗净，大米用清水淘净，用水浸泡半个小时。
2. 大米放入锅中，加清水烧开，改中火，放入嫩豌豆、猪肉，煮至猪肉熟。
3. 小火熬至粥浓稠，入盐、鸡精调味即可。

红枣茄子粥

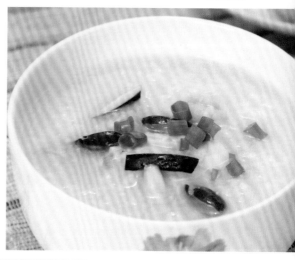

原料
鸡蛋·····················1 个
茄子·····················30 克
红枣、大米、盐、葱花各适量

做法
1. 大米淘净，泡发；茄子洗净切条，略泡；红枣洗净，去核；鸡蛋煮熟后切碎。
2. 锅置火上，入水，放入大米煮至五成熟。
3. 放入茄子、红枣煮至粥成时，放入鸡蛋，加盐，撒上葱花即可。

银耳桂圆蛋粥

原料
银耳、桂圆肉各·········20 克
鹌鹑蛋·····················2 个
大米、冰糖、葱花各适量

做法
1. 大米淘净，泡发；银耳泡发，洗净后撕小朵；桂圆肉去壳洗净；鹌鹑蛋煮熟去壳。
2. 大米入锅煮至七成熟，放入银耳、桂圆煮至米粒开花，放入鹌鹑蛋稍煮，加冰糖煮融后调匀，撒上葱花即可。

莲子青菜粥

原料

莲子··················30 克

大米·················· 100 克

青菜、白糖各适量

做法

❶ 大米、莲子洗净，用清水浸泡；青菜洗净切丝。

❷ 锅置火上，放入大米、莲子，加适量清水熬煮至粥成。

❸ 入青菜煮沸，加白糖稍煮，调匀便可。

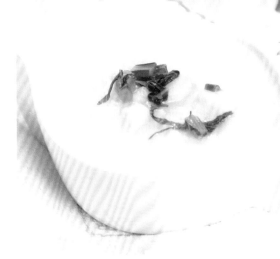

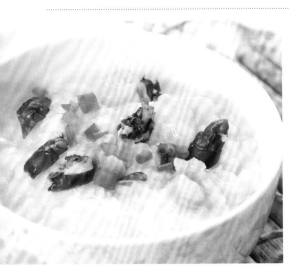

红枣桂圆粥

原料

桂圆肉·····················20 克

红枣·····················20 克

大米、红糖、葱花各适量

做法

❶ 大米淘洗干净，放入清水中浸泡；桂圆肉、红枣洗净备用。

❷ 锅置火上，注入清水，放入大米，煮至粥将成，放入桂圆肉、红枣煨煮至酥烂，加红糖调匀，撒葱花即可。

天冬粥

原料

大米·················· 100 克

天冬····················· 5 克

白糖、葱花各适量

做法

❶ 取大米淘洗干净，泡发备用。

❷ 锅置火上，加入适量清水，放入天冬、大米，共熬煮成粥。

❸ 粥将熟时调入白糖、葱花，稍煮即可。

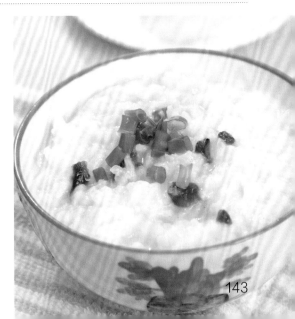

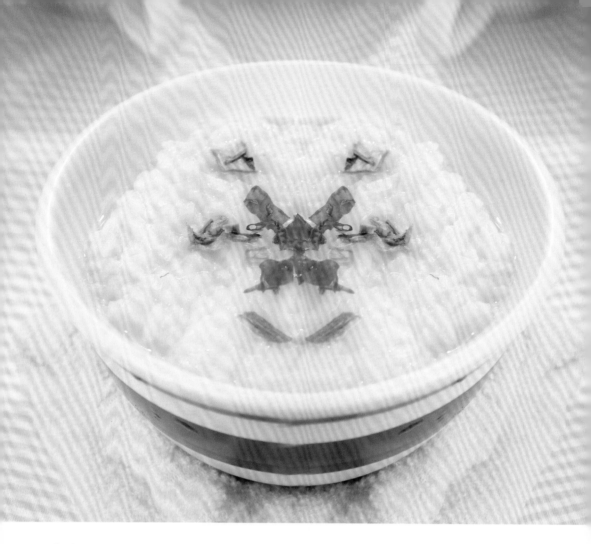

刺五加粥

原料

大米·····················80 克

白糖·······················3 克

刺五加·····················5 克

做法

❶ 取大米淘洗干净泡发备用。

❷ 锅中加入适量清水、大米、刺五加同煮。

❸ 粥将熟时调入白糖，稍煮即可。

养生粥功效

　　刺五加可辅助治疗病毒性肝炎、风湿痹痛、筋骨痿软、体虚乏力、水肿、脚气等症。大米有补中益气、益精强志、和五脏的功效。刺五加、大米合熬为粥，有补中、益精、强意志的功效。高血压、神经衰弱、阴虚火旺者忌服。

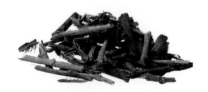

刺五加： 祛风除湿、补肝益肾

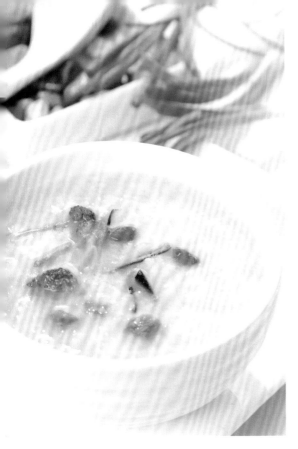

西蓝花香菇粥

原料
西蓝花·····················35 克
鲜香菇·····················20 克
胡萝卜·····················20 克
大米、盐、味精各适量

做法
1. 大米淘洗干净泡发；西蓝花洗净，撕成小朵；胡萝卜洗净，切成小块；香菇泡发洗净，切条。
2. 锅置火上，入水，放入大米用大火煮至米粒绽开后，放入西蓝花、胡萝卜、香菇。
3. 改用小火煮至粥成后，加入盐、味精调味，即可食用。

养生粥功效
香菇能提高人体免疫力。西蓝花含有维生素 C、胡萝卜素等营养成分，有增加抗病能力的功效。此粥能温中和胃、缓解胃痛症状。

覆盆子粥

原料
大米·····················100 克
覆盆子·····················5 克
盐·····················2 克

做法
1. 取大米并将其洗净。
2. 覆盆子洗净，放入锅中，入水适量，大火煮沸后转小火煎煮15分钟，取汁，汁与大米同煮。
3. 粥将熟时调入盐即可。

养生粥功效
覆盆子别名为覆盆、黑刺莓等，其含有机酸、糖类及少量维生素 C，有补肝益肾、固精缩尿、明目等功效，可用于肝炎、须发早白等症。大米有补中益气、健脾养胃的功效。二者合熬为粥，适宜慢性肝病患者食用。

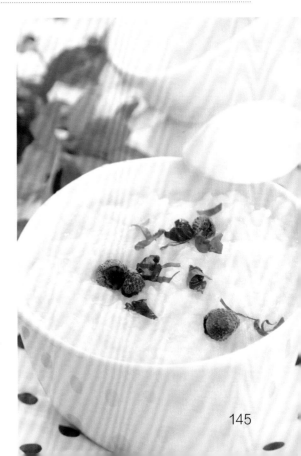

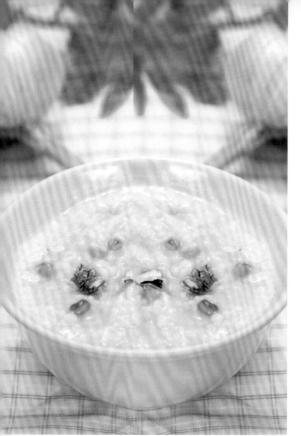

香菇绿豆粥

原料
大米······················ 100 克
香菇······················ 15 克
绿豆······················ 15 克
核桃、盐、胡椒粉各适量

做法
❶ 大米、绿豆一起洗净后下入冷水中浸泡半个小时后捞出沥干水分；核桃洗净，切成小块备用；香菇泡发洗净，切丝。

❷ 锅置火上，倒入适量清水，放入大米、绿豆，以大火煮开。

❸ 加入核桃、香菇同煮至粥呈浓稠状，调入盐、胡椒粉拌匀即可。

养生粥功效
　　绿豆有清热解毒、消暑的作用。大米可温中养胃。核桃有清心养神、润肠通便、健脾益肾的功效。三者合煮成粥有润肠通便的功效。

红枣首乌芝麻粥

原料
大米······················ 100 克
红枣······················ 20 克
何首乌····················· 10 克
红糖、黑芝麻各适量

做法
❶ 大米淘洗干净泡发；锅中加入清水、大米，熬粥。

❷ 何首乌洗净煮后取汁。

❸ 粥煮沸后加入红枣、黑芝麻、何首乌汁，粥将熟时调入红糖即可。

养生粥功效
　　红枣有健脾和胃、保护肝脏、滋补身体的功效。何首乌可治療瘰疬疮痛、风疹瘙痒、肠燥便秘、高脂血症等症。二者合熬为粥，可疏肝理气、保护肝脏。

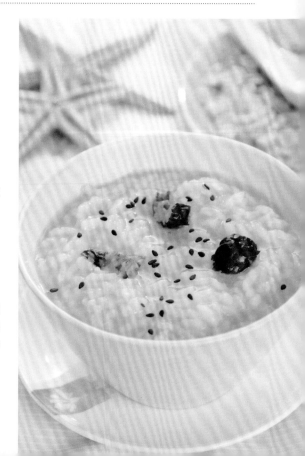

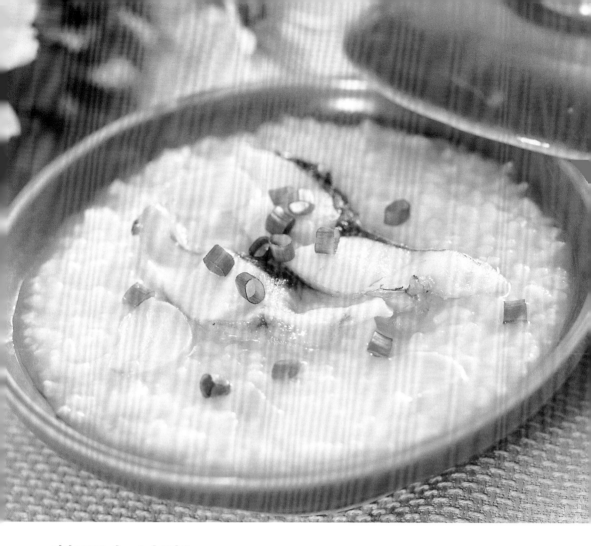

蒜香鱼片粥

原料

大米………………… 100 克
鱼肉…………………20 克
蒜……………………20 克
姜、葱、橄榄油各适量

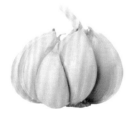

蒜：温中健胃、消食理气

做法

❶ 大米淘洗干净，用清水浸泡半个小时，捞出沥水，放入锅中，置火上，入水适量，大火煮沸后转小火熬煮至粥八成熟。

❷ 葱、蒜炒后放入锅中与大米同煮。

❸ 鱼肉洗净切好，用橄榄油煎好后放入煮好的粥中，煮沸即可。

养生粥功效

　　蒜能杀菌，促进食欲，助消化，调节血脂、血压、血糖，可预防心脏病，抗肿瘤，保护肝脏，增强生殖功能，保护胃黏膜，抗衰老。大米有补中益气、健脾和胃的功效。

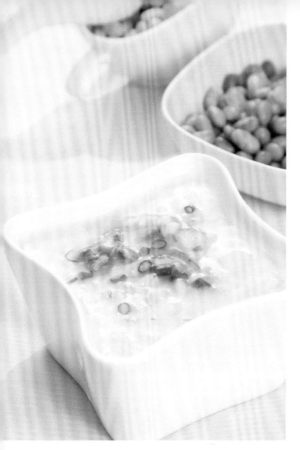

白萝卜猪肚粥

原料

猪肚·················· 100 克

白萝卜················ 100 克

大米、盐、料酒、姜末、醋、
胡椒粉、香油、葱花各适量

做法

❶ 白萝卜洗净，去皮切块；大米淘洗干净，
用清水浸泡半个小时；猪肚洗净，切条，
用盐、料酒腌渍。

❷ 锅入水、大米，大火煮沸后，下入腌好的
猪肚、姜末煮沸，滴入醋，转中小火熬煮
40分钟，下入白萝卜，慢熬成粥，调入
盐、胡椒粉，淋香油，撒上葱花。

养生粥功效

猪肚能健脾胃，可治疗虚劳羸弱等症。白
萝卜能止咳化痰、清热生津、促进消化、增强
食欲。此粥能健脾和胃、润肠通便。

香菇葱花粥

原料

鲜香菇················ 15 克

大米·················· 100 克

盐····················· 3 克

葱····················· 5 克

做法

❶ 大米淘洗干净，泡发；香菇泡发洗净切
丝；葱洗净切花。

❷ 锅置火上，注入清水，放入大米，用大火
煮至米粒开花。

❸ 放入香菇，用小火煮至粥成可闻到香味
后，加入盐调味，撒上葱花即可。

养生粥功效

香菇其味鲜美，香气沁人，有增强人体免
疫力、延缓衰老、增加食欲的功效。大米有补
中益气、健脾养胃的功效。香菇、葱、大米合
熬为粥，有温中和胃的功效，可缓解胃痛。

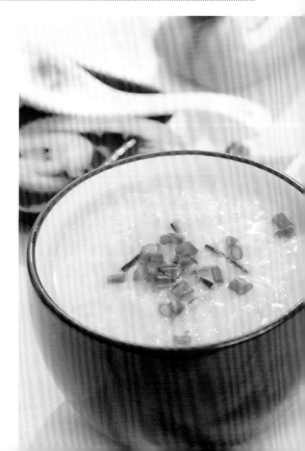

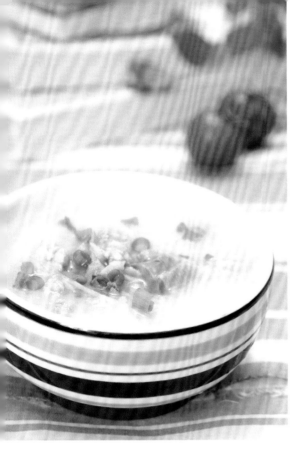

鹌鹑瘦肉粥

原料

大米⋯⋯⋯⋯⋯⋯⋯⋯80克

鹌鹑⋯⋯⋯⋯⋯⋯⋯⋯ 1只

猪肉⋯⋯⋯⋯⋯⋯⋯⋯80克

料酒、姜丝、味精、胡椒粉、
盐、葱花、香油各适量

做法

❶ 大米淘洗干净泡发；鹌鹑煮熟加入料酒腌
渍片刻，与大米同煮成粥。

❷ 加入猪肉、盐、味精、姜丝、胡椒粉、葱
花至沸，淋入香油即可。

养生粥功效

　　鹌鹑含有高蛋白、低脂肪、低胆固醇、多
种无机盐、卵磷脂、激素和多种人体必需的氨
基酸。此粥有补五脏、益精血、温肾助阳、增
力气、壮筋骨、防治高血压及动脉硬化等功效，
对于贫血、头晕、高血压等疗效较佳。

鸡蛋枸杞子猪肝粥

原料

大米⋯⋯⋯⋯⋯⋯⋯⋯80克

猪肝⋯⋯⋯⋯⋯⋯⋯⋯ 100克

鸡蛋⋯⋯⋯⋯⋯⋯⋯⋯ 1个

枸杞子、盐、葱花各适量

做法

❶ 大米淘洗干净泡发；猪肝洗净切块。

❷ 锅中注入适量清水，加入猪肝、枸杞子、
鸡蛋、大米，共煮至粥将熟时加入盐、葱
花，稍煮即可。

养生粥功效

　　鸡蛋适宜体质虚弱、营养不良、贫血、女
性产后或病后患者以及老年人食用。猪肝可用
于血虚萎黄、水肿、脚气、夜盲、目赤等症。
此粥有滋补虚损、养护五脏之效。

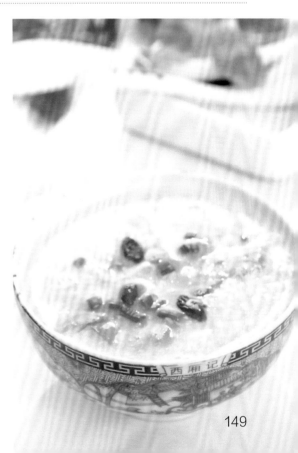

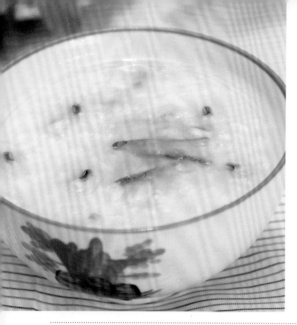

陈皮眉豆粥

原料

大米·····················80 克

眉豆·····················30 克

陈皮、白糖各适量

做法

❶ 大米、眉豆均洗净，泡发后，捞出沥干水分；陈皮洗净，浸泡至软后，捞出切丝。

❷ 锅置火上入水适量，放入大米、眉豆煮至七成熟，再加入陈皮丝同煮至粥呈浓稠状，调入白糖拌匀即可食用。

青菜罗汉果粥

原料

猪肉·····················50 克

罗汉果····················· 1 个

大米、青菜、盐、鸡精各适量

做法

❶ 猪肉切丝；青菜切碎；大米淘净泡好；罗汉果打碎入锅煎煮，取汁液。

❷ 锅入水、大米，大火煮开，改中火，下入猪肉煮至肉熟，倒入罗汉果汁，改小火，放入青菜，熬至粥成，加盐、鸡精调味。

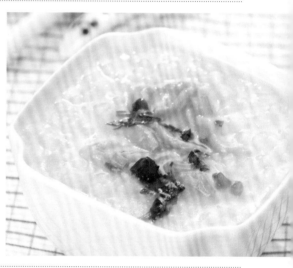

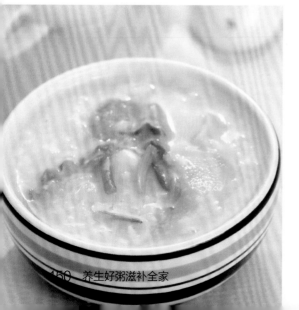

猪肚荸荠粥

原料

猪肚·····················35 克

荸荠·····················50 克

大米·····················80 克

葱、姜片、盐、料酒各适量

做法

❶ 荸荠去皮洗净；大米淘净，浸泡；猪肚洗净，切条，用盐、料酒腌渍；葱切段。

❷ 锅入水，下大米大火烧开，下入猪肚、荸荠、姜片，转中火熬煮至粥成，加盐调味，撒葱段即可。

鸡丝鲜虾粥

原料
鸡肉·····················120 克
鲜虾·····················60 克
大米、盐、料酒、高汤各适量

做法
❶ 鸡肉洗净，切丝，用料酒腌渍；虾洗净；大米淘净，泡好。
❷ 大米放入锅中，加入适量清水，大火烧沸，下入腌好的鸡肉、虾，倒入高汤，转中火熬煮半个小时。
❸ 加盐调味，稍煮片刻，即可盛出食用。

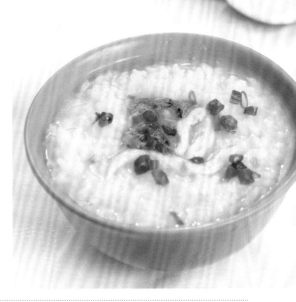

鸡蛋鱼粥

原料
大米·····················100 克
鸡蛋·····················3 个
鱼·······················50 克
盐、料酒、枸杞子、葱、高汤各适量

做法
❶ 大米淘净，注入高汤煮成粥；鱼洗净，用盐、料酒略腌渍后煮熟，放入粥中。
❷ 鸡蛋磕入碗中，加适量清水、盐调匀，加枸杞子，蒸熟后盛粥于上，撒葱花便可。

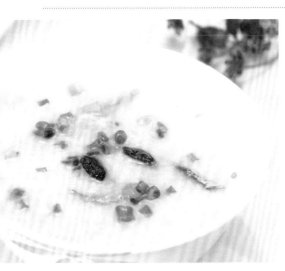

杏仁花生粥

原料
花生仁·····················30 克
南杏仁·····················30 克
大米、白糖各适量

做法
❶ 大米淘洗干净，置于冷水中泡发半个小时后捞出沥干水分；花生仁、南杏仁均洗净，备用。
❷ 锅置火上，倒入适量清水，放入大米、花生仁、南杏仁以大火煮开。
❸ 转小火煮至浓稠状，调入白糖拌匀即可。

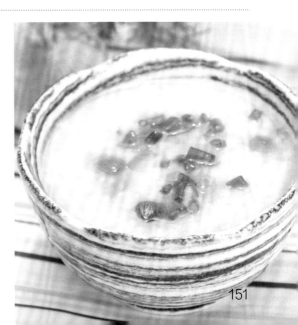

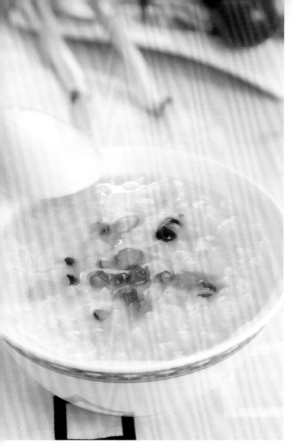

三红玉米粥

原料
红枣······················ 5 颗
红衣花生仁············30 克
红豆······················30 克
玉米粒···················30 克
大米、白糖、葱花各适量

做法
❶ 玉米粒洗净；红枣去核洗净；花生仁、红豆、大米淘洗干净泡发。
❷ 锅置火上，注水，放入大米煮沸后，放入玉米粒、红枣、花生仁、红豆，用小火熬煮至粥成，加白糖调味，撒上葱花即可。

养生粥功效
　　红豆可除热毒、祛湿、利小便，红枣可补虚益气、养血安神、健脾和胃，玉米可降血压、降血脂，常食用此粥，有健脾和胃、祛湿散寒的功效。

黄瓜芦荟粥

原料
黄瓜······················20 克
芦荟······················20 克
大米、盐、葱各适量

做法
❶ 大米淘洗干净，泡发；芦荟洗净，切成小粒备用；黄瓜洗净，切成小块；葱洗净，切花。
❷ 锅置火上注入水，放入大米煮至米粒熟烂后，放入芦荟、黄瓜。
❸ 用小火煮至粥成时，调盐、葱花即可。

养生粥功效
　　常食黄瓜有增强免疫力、养颜护肤的功效，此粥有调理胃肠的作用。

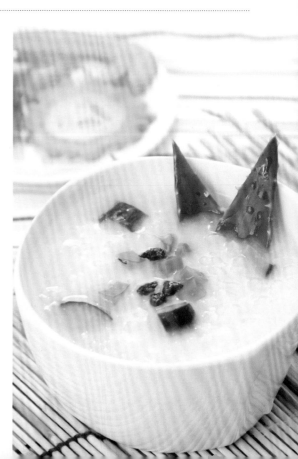

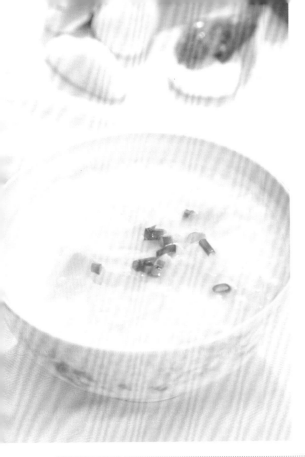

春笋西葫芦粥

原料
春笋······················50 克
西葫芦····················50 克
糯米····················· 110 克
盐、味精、葱各适量

做法
❶ 糯米洗净泡发；春笋去皮洗净切丝；西葫芦洗净切丝；葱洗净切花。
❷ 锅置火上，注入清水后，放入糯米用大火煮至米粒绽开，放入春笋、西葫芦。
❸ 改用小火煮至粥浓稠时，加入盐、味精入味，撒上葱花即可。

养生粥功效
　　此粥对糖尿病、水肿腹胀以及胃痛等症具有辅助治疗作用。

胡萝卜芦荟粥

原料
胡萝卜···················20 克
芦荟····················· 15 克
罗汉果··················· 15 克
大米、白糖各适量

做法
❶ 大米淘洗干净泡发；芦荟洗净，切成小丁；胡萝卜洗净切块；罗汉果洗净打碎，熬取汁液待用。
❷ 锅置火上，入水适量，放入大米大火煮沸，放入芦荟、胡萝卜，淋入罗汉果汁，改小火煮至粥成，调入白糖即可。

养生粥功效
　　此粥有促进消化、增强食欲之效，适用于胃痛、头痛等症。

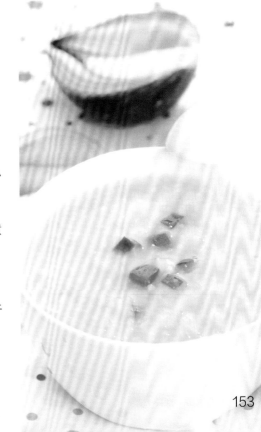

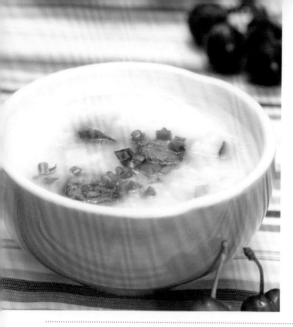

山楂苹果粥

原料
山楂干……………………20 克
苹果………………………50 克
大米、冰糖、葱花各适量

做法
❶ 大米淘洗干净，用清水浸泡；苹果洗净切小块；山楂干用温水稍泡后洗净。
❷ 锅置火上，放入大米，加适量清水大火煮沸后转小火煮至八成熟。
❸ 再放入苹果、山楂干煮至米烂，放入冰糖熬融后调匀，撒上葱花便可。

芦荟菠菜胡萝卜粥

原料
大米………………… 100 克
胡萝卜、菠菜、芦荟、盐各适量

做法
❶ 大米淘洗干净泡发；芦荟洗净，切小片；菠菜洗净切段；胡萝卜洗净切小块。
❷ 锅置火上，注入水后，放入大米煮至米粒开花，放入芦荟、菠菜、胡萝卜。
❸ 改用小火煮至粥成闻见香味时，调入盐至入味，即可食用。

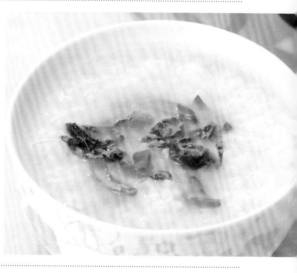

鸭肉菇杞粥

原料
鸭肉………………………80 克
香菇………………………30 克
枸杞子、大米、油、生抽、
盐、料酒、葱花各适量

做法
❶ 大米淘净泡发；香菇洗净切片；枸杞子洗净；鸭肉洗净切块，用料酒、生抽腌渍。
❷ 油锅烧热，放入鸭肉过油盛出；锅入水，下大米、香菇、枸杞子、鸭肉，熬煮至粥浓稠，调入盐，撒上葱花即可。

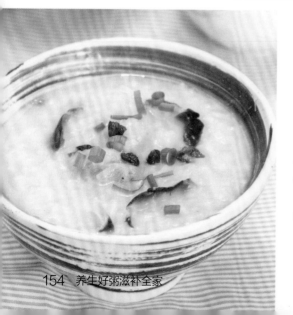

橙香粥

原料

甜橙……………………20 克
大米…………………… 100 克
白糖……………………12 克
葱花…………………… 少许

做法

❶ 大米淘洗干净熬煮；甜橙去皮洗净，切小块备用。

❷ 锅上火加水，入大米熬至米粒开花，放入橙子熬煮至粥成后，调入白糖入味，撒上葱花即可食用。

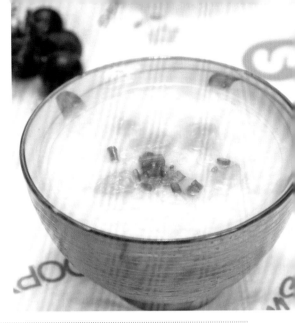

三蔬海带粥

原料

胡萝卜…………………20 克
圣女果…………………20 克

西蓝花、海带丝、大米、盐各适量

做法

❶ 大米浸泡半个小时；圣女果、胡萝卜切小块；西蓝花掰小朵。

❷ 锅置火上加水，下大米熬煮，入圣女果、西蓝花、胡萝卜、海带丝，小火煮至粥成，加盐调味。

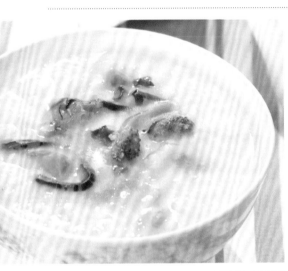

香菇猪腰粥

原料

大米……………………80 克
猪腰…………………… 100 克
香菇……………………50 克
盐、鸡精、葱花各适量

做法

❶ 香菇洗净对切；猪腰洗净去臊、切花刀；大米淘净浸泡半个小时。

❷ 锅中注水，入大米熬煮，再入香菇熬煮至粥将成，下入猪腰，待猪腰变熟，调入盐、鸡精搅匀，撒上葱花即可。

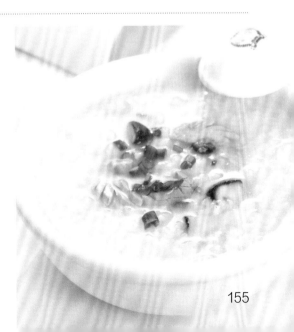

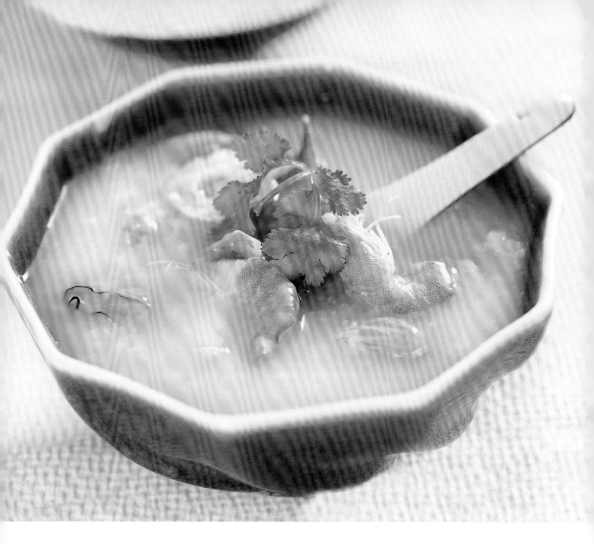

龙凤海鲜粥

原料

螃蟹……………………… 2只
虾………………………50克
乳鸽……………………… 1只
牡蛎……………………… 1只
大米………………………80克
冬菜、姜丝、香菜末、葱各适量

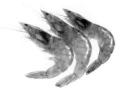

虾：补肾壮阳、理气开胃

做法

① 螃蟹宰杀收拾干净、斩块；虾去头、尾、须、脚，洗净开边；乳鸽宰杀洗净斩块；牡蛎洗净；葱切花；大米淘洗干净泡发备用。

② 砂锅入水烧开，放入大米煲成粥，加入螃蟹、乳鸽熬煮，放入冬菜、姜丝、虾、牡蛎，撒上葱花、香菜末煮匀即可。

养生粥功效

此粥有补气血、益精血、壮阳的功效。

四豆陈皮粥

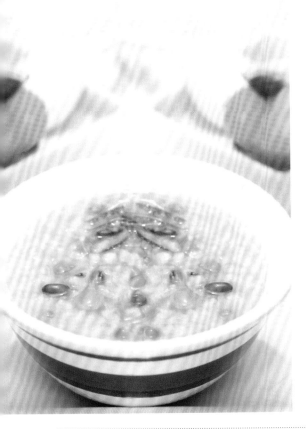

原料

绿豆·····················20克

红豆·····················20克

眉豆·····················20克

毛豆·····················20克

陈皮、大米、红糖各适量

做法

❶ 大米、绿豆、红豆、眉豆均泡发；陈皮切丝；毛豆沥水。

❷ 锅置火上，倒入清水，放入大米、绿豆、红豆、眉豆、毛豆，以大火煮至开花。

❸ 加陈皮同煮至粥稠，加红糖拌匀。

养生粥功效

　　绿豆能抗菌抑菌、增强食欲、保肝护肾。红豆有补血、利尿、消肿、清心养神、健脾益肾、增强抵抗力等功效。

芥菜粥

原料

芥菜·····················20克

大米·····················80克

盐、香油各适量

做法

❶ 大米淘洗干净，泡发半个小时；芥菜洗净，切碎。

❷ 锅置火上，注入清水适量，放入大米，煮至米粒开花。

❸ 放入芥菜，改用小火煮至粥成，调入盐入味，再滴入香油，拌匀即可食用。

养生粥功效

　　芥菜中含有丰富的营养物质，是活性很强的还原物质，能增加大脑中的氧含量，促进大脑对氧的利用，有醒脑提神、缓解疲劳的作用。芥菜与大米合熬为粥，能补中益气。

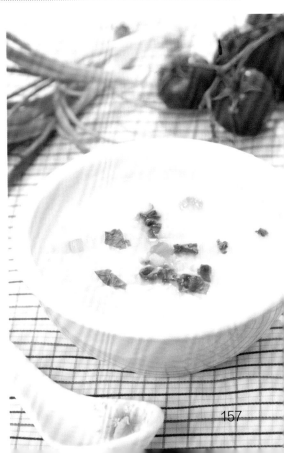

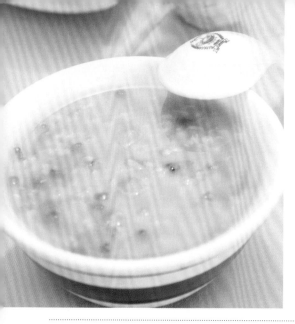

白萝卜绿豆天冬粥

原料

白萝卜·····················20 克

绿豆·····················40 克

大米、天冬、盐各适量

做法

❶ 大米、绿豆均泡发；白萝卜洗净切丁；天
冬洗净，加水煮好，取汁待用。

❷ 锅置火上，倒入煮好的汁，放入大米、绿
豆，大火煮至开花。

❸ 加入白萝卜转小火同煮至浓稠状，调入盐
拌匀，即可盛出食用。

山药胡萝卜莲子粥

原料

山药·····················30 克

胡萝卜·····················20 克

莲子、大米、盐、葱花各适量

做法

❶ 山药去皮洗净切块；莲子洗净泡发，挑去
莲心；胡萝卜洗净切丁；大米淘洗干净。

❷ 锅内注水，放入大米，用大火煮至米粒绽
开，再放入莲子、胡萝卜、山药，改用小
火煮至粥成，放入盐，撒上葱花即可。

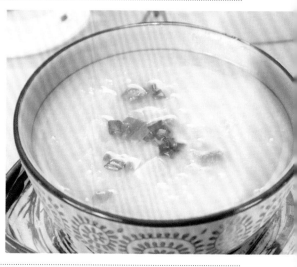

牛筋三蔬粥

原料

水发牛蹄筋··········· 100 克

糯米、胡萝卜、玉米粒、豌豆、
盐、味精各适量

做法

❶ 胡萝卜洗净，切丁；糯米淘净，泡发；玉
米粒、豌豆洗净；牛蹄筋炖好切条。

❷ 糯米放入锅中，加适量清水，以大火烧
沸，下入牛蹄筋、玉米粒、豌豆、胡萝
卜，转中火熬煮；沸腾后改小火，熬煮至
粥稠且冒气泡，调入盐、味精即可。

玉米须玉米粥

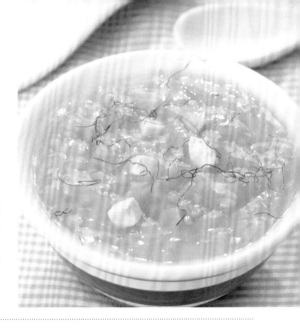

原料
玉米粒·····················80 克
大米·····················100 克
玉米须、山药、盐各适量

做法
❶ 大米、玉米粒泡发洗净；山药去皮，洗净，切丁；玉米须洗净，加水煎煮，滤取汁液备用。
❷ 锅置火上，注入适量清水，放入大米、玉米粒、山药大火煮沸，倒入玉米须汁液，转小火熬煮至粥浓稠，调入盐拌匀即可。

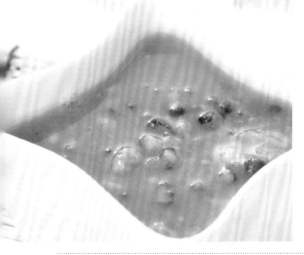

桂圆腰豆粥

原料
糯米·····················80 克
小麦·····················50 克
腰豆、红豆、花生、绿豆、
桂圆、莲子、白糖各适量

做法
❶ 糯米、小麦、腰豆、红豆、花生、绿豆、桂圆、莲子均洗净泡发，放入锅中，加水大火煮沸后转小火熬煮至粥成。
❷ 加入白糖调味，即可盛出食用。

南瓜百合杂粮粥

原料
南瓜·····················30 克
百合·····················30 克
糯米·····················40 克
糙米、白糖各适量

做法
❶ 糯米、糙米均洗净泡发；南瓜去皮去瓤洗净，切丁；百合洗净，切片。
❷ 锅上火入水、糯米、糙米、南瓜煮开。
❸ 入百合同煮至浓稠状，调入白糖即可。

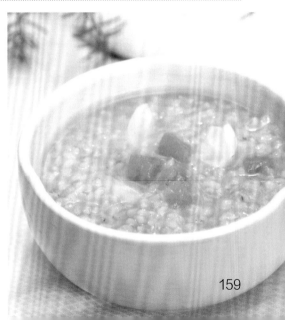

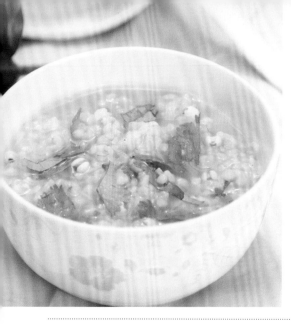

香菜杂粮粥

原料
薏米·····················35 克
糙米·····················35 克
荞麦·····················35 克
香菜、盐、香油各适量

做法
❶ 薏米、糙米、荞麦淘洗干净，用水浸泡1个
小时，备用；香菜洗净。
❷ 锅置火上，入适量清水，放入洗净的薏
米、糙米、荞麦同煮，粥将熟时加入盐、
香油、香菜，稍煮即可。

猪肝青豆粥

原料
猪肝·····················100 克
青豆·····················60 克
大米、枸杞子、盐、葱花各适量

做法
❶ 青豆去壳，洗净；猪肝洗净切片；大米淘
净泡好；枸杞子洗净。
❷ 大米入锅、加水，大火烧沸，下入青豆、
枸杞子，转中火熬至米粒开花，下入猪
肝，慢熬成粥，调入盐，撒上葱花。

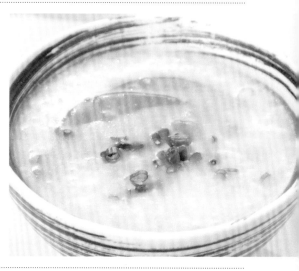

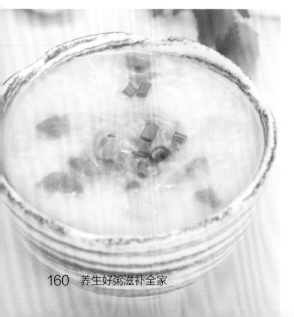

土豆煲羊肉粥

原料
大米·····················120 克
土豆、羊肉各·········100 克
胡萝卜、盐、料酒、葱白各适量

做法
❶ 大米淘净，泡发；土豆、胡萝卜分别去皮
洗净切块；羊肉洗净切块。
❷ 锅入水适量，下入大米、土豆、羊肉、胡
萝卜，大火煮沸后转小火熬煮至粥黏稠。
❸ 加入料酒、盐调味，再放入葱白，稍煮片
刻，即可盛出食用。